U0885194

实用医院感染管理指导手册

刘亮宝　朱华云　主编

华中科技大学出版社
中国·武汉

内容简介

本书是作者在长期从事护理实践、护理科研及医院感染管理的基础上，结合近年来国内外最新的文献编写而成的。本书主要从医院感染控制标准、规范、指南、诊断、消毒隔离、手卫生、医疗器具、消毒药械、抗菌药物、职业暴露防护、目标性监测等方面进行介绍，共分三篇三十一章，涵盖了医院感染工作中常用的规范和指南、医院感染常见疑难问题及解答、最新的医院感染监测技术和方法以及国内近年来重大医院感染事件的调查、处理和结论，尤其对当前的热点问题如手足口病、HIV、朊毒体、抗菌药物合理使用等内容，进行了探讨和阐述。

本书采用理论联系实际的论述方法，把重点放在与医院感染管理临床实践关系密切的内容上，具有较强的实用性、针对性和时效性，可供基层医院医院感染管理人员、广大医务工作者、大中专医药院校师生查询、参考，也可作为医院感染管理的专业培训教材。

图书在版编目(CIP)数据

实用医院感染管理指导手册/刘亮宝　朱华云　主编. —武汉：华中科技大学出版社，2012.4 (2021.7 重印)

ISBN 978-7-5609-7781-2

Ⅰ.实…　Ⅱ.①刘…　②朱…　Ⅲ.医院-感染-卫生管理-手册　Ⅳ.R197.323-62

中国版本图书馆 CIP 数据核字(2012)第 055619 号

实用医院感染管理指导手册　　刘亮宝　朱华云　主编

责任编辑：尚利娜
责任校对：张　琳
封面设计：范翠璇
责任监印：周治超
出版发行：华中科技大学出版社(中国·武汉)　　电话：(027)81321913
　　　　　武汉市东湖新技术开发区华工科技园　　邮编：430223
录　　排：华中科技大学惠友文印中心
印　　刷：广东虎彩云印刷有限公司
开　　本：710mm×1000mm　1/16
印　　张：11.5
字　　数：235 千字
版　　次：2021 年 7 月第 1 版第 5 次印刷
定　　价：28.00 元

华中出版

本书若有印装质量问题，请向出版社营销中心调换
全国免费服务热线：400-6679-118　竭诚为您服务

版权所有　侵权必究

编　委　会

顾　　问　周延萍　刘文卫

主　　审　毛　春

主　　编　刘亮宝　朱华云

副 主 编　倪国珍　丁志红　张　勤　张家凤
黄春蓉　谌　科

特邀编委　何红燕　李维萍

编　　委　丁志红　王哲敏　付改芝　刘明浩
刘亮宝　朱华云　祁国庆　严爱华
张　勤　张延斌　张家凤　李万兰
李庆安　陈峰英　姜艳萍　倪国珍
高　静　高敏燕　黄贤伟　龚春迎
董　明　谢守堂

前　言

医院感染使患者安全受到严重威胁，无论是发达国家还是发展中国家都无法回避医院感染问题。由于人口增长、人类免疫力不断下降、微生物的存在以及不断增长的抗生素耐药性等诸多因素影响，医院感染已成为日益严重的公共卫生问题。医院感染管理是一门涉及面非常广泛的综合性学科，近年来，我国的医院感染管理事业得到了迅猛发展，管理队伍不断发展壮大，新的管理理念不断涌入，各种法律法规、标准规范相继出台，患者安全问题被空前关注。在这种形势下，为了促进医院感染管理的学科建设和发展，提升广大基层医院医院感染管理队伍的业务水平和管理能力，我们在查阅了大量国内外最新文献的基础上，编写了此书。

本书汇集了医院感染工作中常用的规范和指南、医院感染常见疑难问题及解答、最新的医院感染监测技术和方法以及国内近年来重大医院感染事件的调查、处理和结论，内容包括医院感染控制标准、规范、指南、诊断、消毒隔离、手卫生、医疗器具、消毒药械、抗菌药物、职业暴露防护、目标性监测等方面，几乎涵盖了医院感染控制的所有方面。本书尤其对当前的热点问题如手足口病、HIV、朊毒体、抗菌药物合理使用等内容，进行了探讨和阐述，是一本面向基层医院医院感染管理人员、广大医务工作者、大中专医药院校师生的实用性、针对性、时效性均较强，具有较高参考价值的指导用书，对更新医院领导、感染控制人员、医务人员的观念，提高医院感染控制水平将起到重要的促进作用。

本书在编写过程中，得到了医院领导和相关职能部门的大力支持和协助，在此表示衷心的感谢。虽然本书全体编写人员竭尽全力，但因水平和条件所限，疏漏和不足之处在所难免，恳请读者予以批评和指正。

编　者
2011 年 7 月于襄阳

目　　录

第一篇　释　疑　篇

第二篇　技　术　篇

第三篇　警　钟　篇

第一篇 释疑篇

第一章 医院感染管理

1. 基层医院医院感染管理的基本要求有哪些?

答 应认真执行国家相关法律法规,如《医院感染管理办法》、《医疗卫生机构消毒技术规范》等的要求,同时,由于人力、物力、财力所限以及医院感染管理知识缺乏等原因,已发生医院感染暴发流行事件的,应尽力做好宣教工作,提高广大医务人员的认识度和重视度。消毒隔离是基层医院最重要的工作,应做好手卫生、环境卫生、器械的清洗灭菌工作,发现传染病患者及时隔离治疗,以免发生流行事件。

2. 基层医院感染管理人员应如何开展工作?

答 首先,建立医院感染管理三级体系,即医院感染管理委员会、感染控制办公室、科室医院感染管理小组。其次,在现有基础上逐步开展工作,重点研究、解决本院目前在医院感染方面存在的突出问题。再次,掌握及应用三大技术措施,即消毒隔离技术、抗菌药物应用管理、消毒供应中心管理。最后,积极争取医务科、护理部等职能部门的支持配合。

3. 什么是SOP? 如何制订一套实用的医院感染SOP?

答 SOP(standard operation procedure),即标准操作规程,其精髓就是对细节进行量化。简而言之,就是对某一程序中的关键环节或某一事件的标准操作步骤和要求进行细化和量化,用来指导和规范日常工作。

制订SOP应注意两点:①要有科学性,要以现有的法律法规、规范为依据,或以国内外理论知识为依据;②要有实用性,要与本院实际情况相结合,这样对具体工作才有指导意义。

4. 什么是发病率? 什么是患病率?

答 发病率(incidence)是指在一定期间内一定人群中某病新发生的病例出现的概率。计算方法为

$$发病率=(在一定观察期内新发病例数/同期所有被观察例数)\times K$$

式中,$K=100\%$、$1000‰$或$10000/万$。

患病率(prevalence rate)也称现患率或流行率,是指某特定时间内一定人群中某新旧病例所占比例。按观察时间的不同,分为时点患病率和期间患病率,前者较常用。

$$时点患病率=(某一时点一定人口中现患某病的新旧病例数/该时点被观察病例数)\times K$$

5. 如何进行现患率调查?

答 现患率调查又称现况调查或横断面调查,指利用普查或抽样调查法,收集某

一时点或短时间内实际处于医院感染状态的病例资料，从而描述医院感染及其与影响因素之间的关系。进行现患率调查，要得到医院领导的支持及临床科室的配合。由感染控制办公室从各病区选取一至两名临床医生作为调查员，感染控制办公室对调查员进行培训后开展调查。医院感染管理专职人员主要负责组织、培训、协调等工作，同时也参与调查。具体操作方法目前主要参照卫生部全国医院感染监控管理培训基地——湖南大学湘雅医院的医院感染现患率调查方法。

6. 如何在第一时间获取新发病例，减少医院感染病例漏报的发生？

答 （1）健全医院感染管理组织，充分发挥科室医院感染管理小组的监控作用。

（2）制订和落实医院感染管理制度和医院感染病例报告流程。

（3）加强医院感染知识培训。

（4）加强与临床科室和微生物室的沟通，开展前瞻性调查，主动了解标本和病原学送检情况。

7. 如何利用现有的 HIS 系统轻松进行前瞻性调查？

答 HIS 系统中与医院感染管理相关的有医嘱系统、微生物鉴定系统、药房系统，医院感染管理部门获得检索权限后，可以随时检索电子病历和病原学送检等信息。此外，还可充分利用 HIS 系统，进行数据统计和分析，将更多的时间用于管理。

8. 环境卫生学监测结果超标怎么办？

答 环境卫生学监测细菌学数据超标后，处理流程见图 1-1。

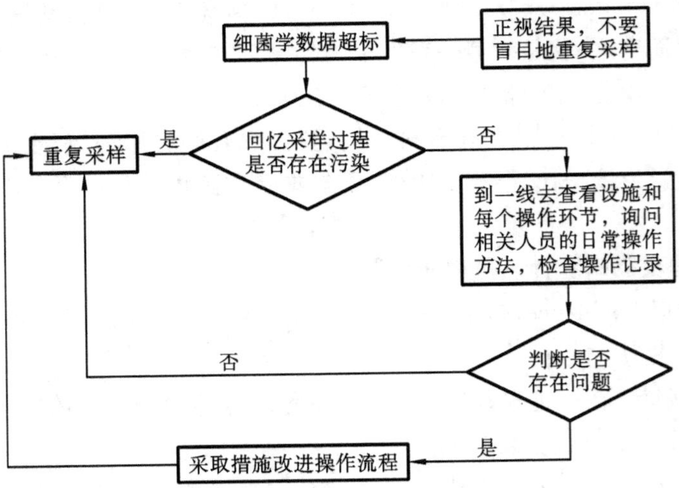

图 1-1 环境卫生学监测细菌学数据超标处理流程

第二章　医院感染诊断及案例分析

1. 新生儿肺炎是医院感染吗?

答　不一定。新生儿肺炎是新生儿常见疾病,是引起新生儿死亡的重要病因之一。若是由于妊娠期间原发感染,如巨细胞病毒、风疹病毒、衣原体、弓形虫等感染,经血行通过胎盘引起新生儿肺炎,则不属于医院感染;若是分娩过程中胎儿通过产道吸入污染的羊水及阴道分泌物,或由于医务人员手卫生不严格,呼吸机使用时间过长,医疗器械消毒不严导致新生儿肺炎,则属于医院感染。

2. 如何鉴别下呼吸道感染和慢性支气管炎急性发作? 患者原有的慢性支气管炎急性发作是医院感染吗?

答　两种情况不能绝对区分,有些是重叠的。《医院感染诊断标准》中指出:患者原有的慢性感染在医院内急性发作不属于医院感染。但是,慢性支气管炎急性发作不属于这种情况。这里所说的慢性感染是指病原体明确的感染在住院期间急性发病出现临床症状,如结核感染、肝炎病毒感染等。

3. 如何诊断上呼吸道感染?

答　(1) 临床诊断:发热(≥38 ℃超过 2 日),有鼻咽、鼻旁窦和扁桃体等上呼吸道急性炎症表现。

(2) 病原学诊断:在临床诊断基础上,分泌物涂片或培养可发现有意义的病原微生物。

(3) 说明:必须排除普通感冒和肺感染病因(如过敏等)所致的上呼吸道急性炎症。

4. 手术后切口迁延不愈,且有脓性分泌物,但多次脓液培养均为阴性,是否就不是医院感染?

答　根据《医院感染诊断标准》,临床上具有下述两条之一即可诊断为医院感染:表浅切口有红、肿、热、痛,或有脓性分泌物;临床医师诊断的表浅切口感染。脓液培养阴性主要是因为很多脓液中不一定有细菌存在。留取标本送检时,需用无菌生理盐水充分冲洗切口部位,采集新鲜的感染组织,避免采集浅表的组织碎屑;尽量采集穿刺物或活检标本,避免用拭子标本。普通培养的同时尽可能行涂片镜检以判断有无病原体生长,必要时可进行肺结核分枝杆菌的筛查。

5. 内科患者入院 3 天后发热,体温超过 38 ℃,有全身中毒症状而无明显感染灶,是否为医院内血流感染?

答　按照《医院感染诊断标准》的规定,此病例可以判断为血流感染。但临床上有很多病例都有可能出现连续多天发热并有全身中毒症状，如严重上呼吸道感染、腹泻、伤寒、出血热、毒蛇咬伤等，上述情况出现发热不能解释为医院感染。

6. 连续尿培养为不同细菌，是否为多次感染？

答 中段尿培养标本要避免污染，采集前要进行尿道口消毒，留取中段尿，采集后 2 h 内进行接种，如放置时间过长，则容易导致污染菌增殖变成优势菌，出现假阳性。留置导尿管的患者采集标本时不能直接从集尿袋内留取，而需对尿管侧壁进行消毒后用穿刺针抽取尿液送检。如果不能很好地避免污染，则会多次培养出不同细菌，因此，若连续送检尿标本每次皆为不同细菌，则污染的可能性极大。

7. 输液反应与医院感染有关吗？

答 发生输液反应的主要原因有致热源、不溶性微粒、输液器具污染、联合用药不当、致敏药物、药物浓度过高、药物配制过久、输液速度过快、液体温度过低、治疗室和输液过程中空气污染、无菌技术不严格等，其中输液器具污染、治疗室和输液过程中空气污染、无菌技术不严格等与医院感染预防与控制工作有关。

第三章 抗菌药物临床合理使用管理

1. 抗菌药物主要分为哪几类?

答 抗菌药物主要包括抗细菌药物、抗真菌药物。

抗细菌药物又分为杀菌剂和抑菌剂两类。

杀菌剂有以下6类。①β内酰胺类:繁殖期杀菌剂。②氨基糖苷类:静止期杀菌剂。③磷霉素:快速杀菌剂。④糖肽类:快速杀菌剂。⑤利福霉素类:杀菌剂。⑥氟喹诺酮类:快速杀菌剂。

抑菌剂有以下5类。①大环内酯类:快速抑菌剂。②四环素类:快速抑菌剂。③氯霉素:快速抑菌剂。④林可霉素:快速抑菌剂。⑤磺胺类:慢速抑菌剂。

抗真菌药物包括抗生素和合成抗真菌药。

2. 什么是抗菌药物的分级管理?

答 为提高抗菌药物的治疗效果、减少细菌耐药性、保障患者用药安全、降低药品费用,医疗机构应对抗菌药物实行分级管理。

(1) 非限制使用的药物:经临床长期应用证明安全、有效,对细菌耐药性影响较小,价格相对较低的抗菌药物。一般具有处方权的医师均可开具处方使用此类抗菌药物。

(2) 限制使用的药物:与上者比较,此类药物在疗效、安全性、对细菌耐药性影响、价格等某方面存在局限性,不宜作为非限制药物使用。一般应经主治医师职称以上的医师同意并签名方可开具处方使用此类药物。

(3) 特殊使用的药物:不良反应明显、不宜随意使用或对细菌耐药性影响较大;疗效、安全方面的临床资料较少或并不优于现用药物;价格昂贵。使用该类药物时,应具有严格临床用药指征或依据,经抗感染专家或其他有关专家会诊同意,经具有高级专业技术职务任职资格的医师审核签名后方可应用。

紧急情况下,根据药物适应证或适应人群,临床医师可以越级使用高于权限的抗菌药物,但仅限1天,如需继续使用,必须办理相关审批手续。

3. 什么是耐药性?

答 耐药性(drug resistance)又称抗药性,是指病原体对药物反应降低的一种状态。耐药性的产生常常导致抗感染治疗的失败。根据发生的原因,可分为天然耐药(intrinsic resistance)和获得性耐药(required resistance)。天然耐药是通过细菌染色体DNA突变所产生的耐药;而获得性耐药常常是通过质粒(plasmid)、转座子(transposon)、整合子(integron)及其他遗传物质携带外源性耐药基因所产生的耐药。目前,细菌耐药性的迅速增长与获得性耐药密切相关,应引起重视。

病原体对某种药物产生耐药性后，对于结构近似或作用性质相同的药物也可显示耐药性，称之为交叉耐药。根据程度的不同，交叉耐药可分为完全交叉耐药和部分交叉耐药。

4. 什么是多重耐药菌？

答　多重耐药菌是指具有多重耐药性的病原菌。多重耐药性(multiple drug resistance，MDR)是指细菌对 3 类或 3 类以上抗菌药物同时耐药，而不是同一类抗菌药物中的 3 种。常见的多重耐药菌有 MRSA、VRE 以及多重耐药鲍曼不动杆菌和铜绿假单胞菌，仅对碳青霉烯类抗菌药物敏感。对几乎所有临床上使用的抗菌药物均耐药的细菌称为泛耐药菌(pan resistant bacteria)。

5. 抗菌药物联合应用的原则是什么？

答　(1) 病原菌尚未查明的严重感染，包括免疫缺陷者的严重感染。

(2) 单一抗菌药物不能控制的需氧菌及厌氧菌混合感染，2 种或 2 种以上病原菌感染。

(3) 单一抗菌药物不能有效控制的感染性心内膜炎或败血症等重症感染。

(4) 需长程治疗，但病原菌易对某些抗菌药物产生耐药性的感染。

(5) 由于药物的协同抗菌作用，联合用药时应将毒性大的抗菌药物剂量减少。

联合用药时宜选用具有协同或相加抗菌作用的药物联合。通常用 2 种药物联合，3 种及 3 种以上药物联合仅适用于个别情况。此外必须注意联合用药后药物不良反应将增多。

6. 什么是抗菌药物的序贯疗法？

答　序贯疗法(sequential therapy)是指对较严重的感染性疾病，治疗初期采用敏感的抗菌药物静脉内给药，当患者病情改善后，改用对该病原菌敏感的同类或其他种类抗菌药物口服给药。其优点是：①改变给药方式，减少医疗护理风险，缩短住院时间；②缩短抗菌药物给药疗程，减少耐药菌筛选风险；③节约社会医药负担，合理应用医疗资源。

其适应证为呼吸道感染、泌尿道感染、骨髓炎、盆腔炎、皮肤和软组织感染；不适用于局部难达到抗菌药物有效浓度的疾病，如化脓性脑膜炎等中枢系统疾病、未做眼内手术的眼内容炎、感染性心内膜炎、败血症等。

序贯疗法的药物必须具备口服给药生物利用度好、病变组织药物浓度高的特点，同时应优先选择抗菌药物附加损害少的药物。可选药物有头孢菌素类、大环内酯类、喹诺酮类、夫西地酸、大扶康等。

7. 什么是降阶梯治疗？为什么对重症感染患者提倡使用降阶梯治疗？

答　降阶梯治疗(de-escalation therapy)是指先用广覆盖经验性治疗，之后转用窄谱抗菌药物目标性治疗，以救治重症感染患者、挽救生命为目的的序贯治疗法。对重症感染患者，初始时选择经验性抗菌药物，采用广谱、联合、优化、威猛的抗菌药物治疗方法，以覆盖目标病原菌为目的，待病原微生物诊断明确后及时选用针对致病菌的窄谱抗菌药物，以提高重症感染患者的生存率。

目标是：①覆盖可能的病原菌；②联合用药以关闭耐药浓度窗口，防止细菌二次突变的可能性，避免耐药菌株形成。通过经验治疗和目标治疗，降低病死率、致残率，减少耐药菌的产生。

8. 围手术期应用抗菌药物可以预防哪些手术部位的感染？

答 预防性应用抗菌药物的适应证是：①Ⅱ类清洁-污染切口及部分Ⅲ类污染切口手术，主要是进入胃肠道、呼吸道、女性生殖道的手术；②使用人工材料或装置的手术，如心脏人工瓣膜置换术、人工关节置换术、人工血管移植术、腹壁切口疝大块人工材料修补术；③清洁大手术，手术时间长，创伤较大，或涉及重要器官，一旦感染后果严重者，如开颅手术、眼内手术、心脏大血管手术、脾切除术、门-体静脉分流术或断流术等；④患者有高龄（＞70 岁）、糖尿病、营养不良、免疫功能低下等高危因素。

此外，经监测病区内某种致病菌所致 SSI 发病率异常增高时，在查找原因的同时应针对性预防用药。

9. 对于心、肺、胃等大手术，围术期用 1～2 次抗菌药物可以预防感染吗？

答 对于心、肺、胃等大手术，一般应短程使用抗菌药物来预防手术部位感染（SSI），择期手术结束后不必再用。若患者有明显高危因素，或应用了人工植入物，或手术前已发生细菌污染（如开放性损伤）时，可再用 1 次或数次，时间长至 24 h，特殊情况可延长到 48 h。连续用药多日是没有必要的，并不能进一步降低 SSI 发生率。术中若已存在细菌性感染，术后应继续用药直至感染消除。

10. 结肠癌术前使用抗菌药物做肠道准备，1 天时间够吗？

答 手术部位感染的危险＝（细菌污染量×毒性）/患者抵抗力，可见手术部位感染的危险与细菌污染量是成正比关系的。目前很多医院的常规做法是口服抗菌药物肠道准备 3 d，但研究表明，肠道准备 1 d 同样有效，而且诱导细菌产生耐药性的概率、治疗费用等均明显减少。

11. 如何预防真菌感染？

答 社区预防措施主要有：①不食用发霉腐烂的食物；②黏膜、伤口接触腐殖质植物后，应及时应用抗真菌药物；③皮肤湿疹、溃疡时保持清洁干燥，及时治疗；④口服或吸入激素类药物后用小苏打或洗必泰及时漱口；⑤积极控制血糖，空腹及餐后血糖均要求达标。

医院获得性深部真菌感染的危险因素还有：①广谱抗菌药物长期应用导致二重感染；②免疫抑制剂的应用；③免疫缺陷病；④化疗；⑤血液或腹膜透析；⑥胃肠外营养；⑦低出生体重儿等。

12. 如何监测、干预医院获得性 MRSA（HA-MRSA）？

答 医院获得性 MRSA（healthcare-associate MRSA，HA-MRSA）指在接触医

疗护理机构的人员之间传播和循环的 MRSA 菌株。感染在医院或社区发病，主要通过接触传播。国内外均有很高的发病率和死亡率，因此，监测、干预医院获得性 MRSA(HA-MRSA)是目标性监测的重点。

(1) 首先，应纳入目标病例，包括已确诊的隔离目标和重点干预目标。

已确诊的隔离目标包括：①在医疗护理机构内通过接触传播，或于近期应用抗菌药物暴露自身筛选后新检出的 MRSA 定植或感染的患者；②手术部位 MRSA 定植的病例，术前应给予清除定植的药物治疗；③参与手术的医务人员鼻腔定植 MRSA 应清除。

重点干预目标包括：①常见易感人群，高龄、危重患者、吸毒者；②长期接受糖皮质激素或氟喹诺酮类药物治疗者；③多种抗革兰阴性菌治疗无效者；④有手术切口者、导管者和植入物留置者；⑤机械通气超过 7 d 者；⑥有创性治疗者、插管者、透析者、肠道营养者；⑦气管插管患者下呼吸道分泌物涂片见革兰阳性球菌者；⑧局部 MRSA 检出率高、密切接触 MRSA 感染患者者；⑨住院时间长、经常住院、病情危重或曾入住 ICU 者；⑩接受多种抗菌药物治疗、从另一个 MRSA 高流行病区或医疗机构转入者。

(2) 其次，应采取前瞻性干预措施：①合理使用抗菌药物，单一或联用抗菌药物；②避免药物使用不当导致细菌产生耐药性；③对易感者进行保护性隔离；④对局部高发地区的高危患者行万古霉素预防性用药。

(3) 再次，要主动进行耐药菌筛查。目前临床常用的 MRSA 检测方法大致分 3 类：①针对 MRSA 耐药性表型的传统药敏实验；②快速培养鉴定，如 MRSA 快速显色培养基筛查；③分子生物学手段，主要包括 PCR 技术和基因探针技术。

13. 孕妇不能使用的抗菌药物有哪些?

答　妊娠期抗菌药物的应用需考虑药物对母体和胎儿两方面的影响。

(1) 对胎儿有致畸或明显毒性作用者，如四环素类、喹诺酮类等，妊娠期避免应用。

(2) 对母体和胎儿均有毒性作用者，如氨基糖苷类、万古霉素、去甲万古霉素等，妊娠期避免应用；确有应用指征时，须在血药浓度监测下使用，以保证用药安全、有效。

(3) 药毒性低，对母体和胎儿均无明显影响，也无致畸作用者，妊娠期感染时可选用。

美国食品药品监督管理局(FDA)按照药物在妊娠期应用时的危险性，将抗微生物药分为 A、B、C、D、X 五类，可供选择时参考(表 1-1)。

表 1-1　抗微生物药在妊娠期应用时的危险性分类

FDA 分类	抗微生物药
A：在孕妇中研究证实无危险性	

续表

FDA 分类	抗微生物药			
B:在动物中研究证实无危险性,但人类研究资料不充分,或对动物有毒性,但对人类研究显示无危险性	青霉素类 头孢菌素类 青霉素类+β-内酰胺酶抑制剂 氨曲南 美罗培南 厄他培南	红霉素 阿奇霉素 克林霉素 磷霉素	两性霉素 B 特比萘芬 利福布丁 乙胺丁醇	甲硝唑 呋喃妥因
C:动物研究显示毒性,对人类研究的资料不充分,但用药时可能患者的受益大于危险性	亚胺培南/西司他丁 氯霉素 克拉霉素 万古霉素	氟康唑 酮康唑 伊曲康唑 氟胞嘧啶	磺胺药/甲氧苄啶 氟喹诺酮类 利奈唑胺	乙胺嘧啶 吡嗪酰胺 利福平 异烟肼
D:已证实对人类有危险性,但仍可能受益多	氨基糖苷类	四环素类		
X:对人类致畸,危险性大于受益	奎宁	乙硫异烟胺	利巴韦林	

注:①妊娠期感染时用药可参考表 1-1 中分类,以及用药后患者的受益程度及可能的风险,充分权衡后决定。A 类,妊娠期患者可安全使用;B 类,有明确指征时慎用;C 类,在确有应用指征时,充分权衡利弊后决定是否选用;D 类,避免应用,但在有明确应用指征、且患者的受益大于可能的风险时在严密观察下慎用;X 类,禁用。

② 妊娠期患者接受氨基糖苷类、万古霉素、去甲万古霉素、氯霉素、磺胺药、氟胞嘧啶时必须进行血药浓度监测,据此调整给药方案。

14. 孕妇如何选用抗菌药物?

答 孕期特别是孕早期尽量少用或不用药。若确有感染,宜选用 A 类、B 类药,用药时应清楚了解孕周,严格掌握剂量及持续时间;可能对胎儿有不良影响的 C、D 类药,在治疗危及孕妇健康或生命的疾病时,权衡利弊后仍可给药;X 类药物严禁使用。两种以上药物疗效相同时,应选择对胎儿危害较小的一种;避免使用新药及缺乏分类资料的药物;分娩时用药应考虑对新生儿的影响。

15. 哺乳期患者使用抗菌药物有哪些注意事项?

答 通常情况下母乳中药物含量不超过哺乳期患者每日用药量的 1%;少数药物在乳汁中分泌量较高,如四环素类、磺胺药/甲氧苄啶、氟喹诺酮类、氯霉素、甲硝唑、大环内酯类等。青霉素类、头孢菌素类等 β-内酰胺类和氨基糖苷类等在乳汁中分泌量较低,但均对乳儿存在潜在影响。因此,使用时应尽量避免磺胺药/甲氧苄啶、氟喹诺酮类、氯霉素、四环素类、氨基糖苷类等药物,并暂停哺乳。

16. 新生儿抗生素应用原则是什么?

答 (1) 新生儿肝、肾均未发育成熟,应避免应用主要经肝代谢的氯霉素,经肾代谢的氨基糖苷类、万古霉素、去甲万古霉素等。确有指征时，必须进行血药浓度监测，个体化给药以确保治疗安全、有效。

(2) 避免应用或禁用可能发生严重不良反应的抗菌药物。禁用可影响新生儿生长发育的四环素类、喹诺酮类；避免应用可导致核黄疸和溶血性贫血的磺胺类和呋喃类。

(3) 主要经肾排出的青霉素类、头孢菌素类等β-内酰胺类药物需减量应用，以防止药物蓄积导致严重中枢神经系统毒性反应的发生。

(4) 使用抗菌药物时应按照日龄调整用药方案。

17. 老年人使用抗菌药物应注意什么?

答 (1) 老年人肾功能呈生理性减退，高龄患者接受主要经肾排出的药物时，应减量给药，用治疗量的1/2～2/3。青霉素类、头孢菌素类和其他β-内酰胺类的大多数品种属于此类药物。

(2) 老年人宜选用毒性低且具有杀菌作用的药物，青霉素类、头孢菌素类等β-内酰胺类为常用药物，应尽量避免应用毒性大的氨基糖苷类、万古霉素、去甲万古霉素等，有明确指征时应在严密观察下慎用并进行血药浓度监测，个体化给药以确保治疗安全、有效。

18. 医院内获得性肺部感染和年老、体弱、免疫功能低下患者肺部感染的常见病原体与常用抗感染药物有哪些?

答 医院内获得性肺部感染和年老、体弱、免疫功能低下患者肺部感染的常见病原体与常用抗感染药物见表1-2。

表1-2 医院内获得性肺炎的抗感染治疗

病原体	宜选药物	可选药物	备 注
甲氧西林敏感金黄色葡萄球菌	苯唑西林、氯唑西林	第一代或第二代头孢菌素、林可霉素、克林霉素	有青霉素类过敏性休克史者不宜用头孢菌素类
甲氧西林耐药金黄色葡萄球菌	万古霉素或去甲万古霉素	磷霉素、利福平、复方磺胺甲基异噁唑与万古霉素、去甲万古霉素联合，不宜单用	
肠杆菌科细菌	第二代或第三代头孢菌素单用或联合氨基糖苷类	氟喹诺酮类、β-内酰胺酶抑制剂复方、碳青霉烯类	
铜绿假单胞菌	哌拉西林、头孢他啶、头孢哌酮、环丙沙星等氟喹诺酮类，联合氨基糖苷类	具有抗铜绿假单胞菌作用的β-内酰胺酶抑制剂复方或碳青霉烯类＋氨基糖苷类	通常需联合用药

续表

病原体	宜选药物	可选药物	备　注
不动杆菌属	氨苄西林/舒巴坦、头孢哌酮/舒巴坦	碳青霉烯类、氟喹诺酮类	重症患者可联合氨基糖苷类
真菌	氟康唑、两性霉素 B	氟胞嘧啶(联合用药)	
厌氧菌	克林霉素、氨苄西林/舒巴坦、阿莫西林/克拉维酸	甲硝唑	

第四章 消毒隔离技术

1. 消毒后细菌计数达到卫生学标准就一定是消毒合格吗?

答 不一定。评价一种消毒方法是否合格,要按照卫生部《消毒技术规范》中现场消毒试验进行,主要考虑消毒前后自然菌杀灭对数值大于等于1.00(自然菌杀灭率大于等于90.00%),然后考虑残留菌数是否达到国家医院消毒卫生标准。在对特定传染病污染的疫点进行消毒时,还要考虑消毒后不得检出致病菌。

2. 无菌持物钳干燥保存会增加成本吗?干燥保存的无菌持物钳应多长时间更换一次?

答 初期需要一次性投入一定数量的持物钳和钳罐,一般每个科室6～8套即可。但由于压力蒸汽灭菌时间短、成本低,故总体成本并不高,而且使用方便、环保、无污染,避免了消毒剂残留对患者的伤害。一般情况下,干燥保存的无菌持物钳应每4 h更换一次,建议一钳一罐,独立包装,即用即开。注明开启时间、失效时间和责任人。

3. 甲醛熏柜能用于物品的灭菌吗?

答 不能。甲醛是一种灭菌剂,对所有的微生物,包括细菌繁殖体、芽孢、真菌和病毒都有杀灭作用。使用甲醛灭菌,必须在低温蒸汽甲醛灭菌器中进行,灭菌器必须有良好的甲醛定量加入和气化装置,而且必须有可靠的密闭性能,灭菌过程中不得有甲醛气体漏出。甲醛熏柜采用自然挥发法,不能定量加入,也无气化装置,绝不能用于物品的灭菌。

4. B超穿刺定位器如何消毒?

答 可使用2%戊二醛浸泡20～45 min以达到消毒效果。

5. 彩色阴道超声应如何避免交叉感染?

答 彩色阴道超声属于中度危险性物品。对每一个患者都要用避孕套或超声探头外罩包被超声探头,同时还应实施高水平消毒。建议使用纸巾擦除凝胶,用肥皂水清洗,再用3%过氧化氢擦拭30 min。

6. 通常呼吸机消毒是指对其什么部件的消毒?

答 各种呼吸机由于构造不同,需要清洁、消毒的部件也有所差异。通常所指的呼吸机消毒是指对气路系统的消毒。一般主机,做清洁即可。目前常用的气路系统大致可分为3种。①全部气路可拆卸式:主机内部气路、吸气呼气管路均可拆卸、清洁、消毒。其特点为消毒彻底。②部分气路可拆卸式:主机内部气路不可拆卸,吸气呼气管路均可拆卸、清洁、消毒。为防止主机内部气路被污染,有的呼吸机在气路输出口安装有细菌过滤器，可以防止呼吸回路里的细菌回流主机内。一般情况下，由于呼吸机的气流为单向流动，主机不易被污染。③呼出气体循环式回路：见于麻醉用呼吸机。由于呼出气体循环存在污染问题，建议定期消毒。

7. 常用的呼吸机管路消毒方法有哪些？

答 (1) 自动清洗消毒法：采用自动清洗消毒器，自动完成洗净、80～93 ℃消毒、烘干程序，清洁、干燥后封闭保存，待用，此法为首选消毒方法。

(2) 消毒剂浸泡法：500 mg/L 含氯消毒剂，作用 30 min。

(3) 环氧乙烷灭菌法：用于特殊感染患者的呼吸机管路消毒。

(4) 压力蒸汽灭菌法：121 ℃灭菌 5 min，一般用于硅胶材质的管路。普通管路易受热变形，不可采用此法。

8. SARS 患者使用后的呼吸机应如何消毒？

答 应高水平消毒。螺纹管尽量一次性使用。若要重复使用，用后立即用含氯消毒剂浸泡 30 min，再清洗、消毒；也可以使用专用清洗机清洗、烘干、备用。主机表面清洁后用 500 mg/L 含氯消毒剂擦拭，30 min 后用清水擦干。氧气湿化瓶应每天更换，用后立即用 500 mg/L 含氯消毒剂浸泡 30 min，再用无菌水冲洗、干燥、备用。

9. 一次性吸氧管应多长时间更换一次？

答 一次性吸氧管与鼻腔黏膜接触，属于中度危险性物品。在连续使用期间不需要常规更换，保持清洁即可。

10. 被传染病患者的血液、体液、分泌物、排泄物等污染的床垫应如何消毒？

答 当床垫被传染病患者的血液、体液、分泌物、排泄物等污染时，一般应先使用含氯消毒剂擦拭，再选择以下几种消毒方法。

(1) 臭氧床单位消毒器：产生的臭氧对床垫表面和内部均具有良好的消毒效果。

(2) 紫外线：仅适用于床垫表面消毒。最好采用便携式紫外线灯近距离照射消毒。强度高于等于 70 $\mu W/cm^2$，时间不低于 25 min，温度为 20～40 ℃，温度过高或过低时适当延长消毒作用时间。

(3) 过氧乙酸熏蒸法：适用于被一般传染病患者污染的数量较大的床垫表面消毒。密闭门窗，床垫分散放置，用 15%过氧乙酸 20 mL(3 g/m^3)熏蒸 1～2 h。

(4) 环氧乙烷熏蒸法：费用昂贵，仅适用于贵重床垫的消毒。消毒时，环氧乙烷浓度为 800 mg/L，温度为(54±2) ℃，湿度为 60%～80%，作用 4～6 h。密闭门窗，并采取防火、防爆措施。

(5) 焚烧：对被霍乱、炭疽、鼠疫等烈性传染病患者的脓血分泌物等明显污染的床垫采用密闭运送并焚烧的方法。

11. 病房地面需要常规使用消毒剂拖地吗？

答 地面没有明显污染时，每天用清水或清洁剂湿式清扫 1～2 次即可；有明显污染时才需要用含氯消毒剂拖地或喷洒消毒。

12. 环境中有人时用什么方法消毒空气?

答 可以采用通风、静电吸附式空气消毒机、循环风紫外线空气消毒机、空气洁净技术等消毒方法。空气洁净技术主要适用于Ⅰ类环境，静电吸附式空气消毒机和循环风紫外线空气消毒机主要适用于Ⅱ类环境，通风主要适用于Ⅲ、Ⅳ类环境，特别强调自然通风对流，效果不佳时，还应采用机械通风。

13. 什么叫隔离?

答 将处于传染期内的患者、可疑传染病患者、病原携带者、免疫低下者、多重耐药菌感染者与其他患者分开，或将感染者置于不能传染给他人的条件下，称为隔离(isolation)。其目的是切断传播途径，保护易感人群，最终控制和消灭感染源。

14. 什么是A、B隔离系统?

答 1983年，美国疾病控制与预防中心(CDC)提出的隔离系统分为2类，即以类目为特征的A系统和以疾病为特征的B系统。A系统分为7类，只需熟悉7种常规隔离措施，7种不同颜色指示卡代表7类隔离，卡的正、反两面分别为隔离疾病和措施；B系统则按疾病选择所需隔离措施，仅用一个指示卡，列出各种隔离措施供选择，医务人员根据该病的临床资料选择隔离措施，因此需要医务人员具有较高的水平和责任感。

15. 什么是体内物质隔离系统?

答 1987年，美国疾病控制与预防中心(CDC)提出体内物质隔离系统，推荐该系统用于对所有来自患者的体内物质的隔离，是将传统的“依据诊断确立(diagnosis driven)”转变为“依据传染性物质判定”的隔离。

16. 什么是标准预防?

答 1996年，美国医院感染控制实践顾问委员会(HICPAC)对隔离系统进行了修订，将普遍预防和体内物质隔离的许多特点进行综合，形成了标准预防(standard precautions)，即将所有患者的血液、体液、排泄物、分泌物、非完整皮肤、黏膜都视为具有感染性，预计暴露时需要采取一系列防护措施，包括手卫生、戴手套、穿隔离衣、戴口罩、戴防护眼镜或面罩，以及安全注射；还包括处理被感染性体液污染的仪器或物品时采取一定的措施以防止感染传播，如直接接触严重污染的设备或物品时戴手套，可重复使用的设备用于其他患者之前规范地清洁、消毒或灭菌，并将接触隔离、飞沫隔离、空气隔离作为额外的措施。目前，标准预防又增加了三项内容，即呼吸卫生/咳嗽礼仪、安全注射以及插入导管或腰椎穿刺时应戴口罩，以更好地保护患者。

17. 如何进行空气隔离?

答 主要针对直径小于5 μm、可漂浮在空气中的病原体，如结核、水痘、麻疹等，在标准预防基础上，采取以下措施。

(1) 尽量将患者安置在负压病房；

(2) 单间隔离，如无条件，可考虑将相同病种、病程的患者安置在同一病房；

(3) 病房每小时换气 6～12 次；

(4) 空气应先经过高效过滤后方可直接排到室外或附近区域，或循环使用；

(5) 患者所在病房紧闭门窗；

(6) 每天监测压力；

(7) 隔离病房不能正常使用时，应将患者转移到另外的隔离病房；

(8) 对该病种无免疫能力的人进入病房时必须佩戴防护口罩；

(9) 尽量避免患者转运或离开病房，必须转运或离开时，应先让其戴外科口罩，并遵守呼吸卫生/咳嗽礼仪，同时覆盖感染性皮肤破溃处，避免产生气溶胶或者发生接触传播，若被转运的患者已采取上述措施，则负责转运者无需戴口罩或面罩。

18. 如何进行飞沫隔离？

答　主要针对直径大于 5 μm 的大颗粒，如流感、SARS、链球菌肺炎、支原体肺炎、百日咳和流行性腮腺炎的飞沫。

预防措施：

(1) 单间隔离，如无条件，可考虑将相同病种、病程的患者安置在同一病房；

(2) 近距离(小于 1 m)接触患者时必须戴外科口罩；

(3) 尽量避免患者转运或离开病房，必须转运或离开时，应先让其戴外科口罩。

19. 如何进行接触隔离？

答　主要预防病原体(如疥螨、单纯疱疹病毒、链球菌类及已产生耐药性的肠道菌群)通过直接或间接接触而传播，也适用于所携带病原体有流行病学意义的无症状感染者。在标准预防基础上，采取以下措施。

(1) 单间隔离，如无条件，应按照以下原则：首先安置易传播病原体的患者，将相同病原体的患者安置在同一病房；若无条件则至少应避免将其与易感或高危患者安置在一起，并确保病床距离在 1 m 以上。接触患者之前必须更换隔离衣，进行手卫生。

(2) 进入病房时必须戴手套，接触高浓度病原体物品后必须更换，离开病房时必须脱手套并洗手。

(3) 未戴手套的手不可接触任何可能带有病原体的物品表面。

(4) 以下情况必须穿隔离衣：与患者或可能被污染的物品有大面积接触时；与大便失禁、腹泻、有造瘘口、有敷料、不能控制的引流或伤口有渗出的患者接触时。离开患者房间前脱掉隔离衣并避免再次接触被污染的物品表面。

(5) 尽量避免患者转运或离开病房，必须转运或离开时，要最大限度地避免接触其他患者和物体。

(6) 医疗器械专用，否则必须做到一用一清洁、消毒。

第五章　医务人员职业暴露与防护

1. 医务人员在日常工作中应如何避免发生医疗锐器伤？

答　(1) 尽量避免使用锐器；

(2) 禁止回套针头，确需回套，则用单手回套；

(3) 不要弄断、扭曲已开封或使用后的针头；

(4) 禁止手持锐器随意走动；

(5) 不要随意丢弃使用后或已开封的针头；

(6) 日常工作中尽量避免徒手传递锐器；

(7) 用后的锐器应及时放入耐刺的锐器盒中，锐器盒到指定容量时应及时密封并更换；

(8) 丢弃锐器盒时确定未装满且无针头突出；

(9) 帮助评估和选择可降低锐器伤危险的设备；

(10) 有条件时可使用安全的注射工具，如无针系统和回缩针(用于静脉连接)、自动毁形的注射器、预充药物的注射器、具有可包裹针头的滑动套的注射器、针尖连接有保护套的注射器等；

(11) 使用锐器前掌握正确使用锐器的方法以及用后处置程序；

(12) 发生锐器伤后应及时报告，以确保能得到及时、有效的预防措施；

(13) 向上级报告你发现的任何可能发生锐器伤的危险；

(14) 参加预防知识培训。

2. 暴露于血液和体液后应如何紧急处理？

答　(1) 用肥皂水和流动水清洗污染的皮肤，用生理盐水冲洗黏膜。

(2) 如有伤口，应当在伤口旁轻轻挤压，尽可能挤出损伤处的血液，再用肥皂水和流动水进行冲洗。禁止进行伤口的局部挤压。尽管如此，使用抗菌剂或用手挤出伤口中的血能否降低血源传播病原体感染的危险目前尚无科学证据证实。

(3) 伤口冲洗后，应当用75%酒精或碘伏消毒并包扎伤口；被暴露的黏膜应当反复用生理盐水冲洗干净。

(4) 立即报告相关管理部门，评估暴露及暴露源情况并及时处理，暴露源不明者按阳性处理。

3. 医务人员应如何预防职业感染 HBV、HCV、HIV？

答　杜绝医务人员的职业感染重在预防。而预防一种传染病，最理想的手段是研制并使用安全有效的疫苗。目前预防 HBV 感染最安全、最有效的方法是上岗前接种乙肝疫苗。预防 HCV、HIV 感染的疫苗尚未生产。针对常见暴露途径，可以执行安全技术、正确使用锐器、正确使用屏障技术，如戴手套、面罩、眼罩，穿隔离衣等。

4. 发生 HIV 职业暴露后应如何紧急处理?

答 发生 HIV 职业暴露后应立即进行局部处理并报告。主管部门的专家对暴露级别及暴露源进行评估、确定，并实施预防性用药方案，分为基本用药程序和强化用药程序。前者为 2 种逆转录酶制剂，使用常规治疗剂量，连续 28 d，在发生暴露后尽早开始，最好在 4 h 内实施，最迟不超过 24 h；即使超过 24 h，也应当实施预防性用药。医务人员发生 HIV 职业暴露后，主管部门应当给予随访和咨询，内容包括：在暴露后第 4 周、第 8 周、第 12 周及 6 个月时对 HIV 抗体进行检测，对服用药物的毒性进行监控和处理，观察和记录 HIV 感染的早期症状等。

5. 发生 HCV 职业暴露后应如何处理?

答 当前还没有制订医务人员有效预防 HCV 的措施。暴露于 HCV 抗体阳性的病源之后，医务人员应该进行基线检测，并于暴露后 4～6 个月追踪检查 HCV 抗体和转氨酶，在暴露后 4～6 周可做 HCV RNA 检测以早期诊断 HCV 感染，出现急性感染症状后立即治疗。

6. 怀孕或哺乳的医务人员可以接受暴露后治疗吗?

答 可以接受乙型肝炎疫苗和(或)乙肝免疫球蛋白(HBIG)以预防 HBV 感染。因为孕期感染能引起母亲的严重疾病及新生儿的慢性感染，而疫苗对胎儿无害。暴露后，医务人员如果已怀孕也不应排除进行暴露后的预防治疗。但是一些药物会引起胎儿损害或者对妊娠的安全性尚未确定，这些药物只有在用药的预期益处超过可能发生的危险时才可考虑服用。另外，包括齐多夫定/拉米夫定(双汰芝)在内的药物尚不清楚是否在乳汁中排泄，因为药物可能进入母乳，建议服用这些药物时不要进行母乳喂养。

7. 如何转运有特殊感染的患者?

答 特殊感染患者应限制活动，除非必要时才能离开房间。

必须转运时应注意：

(1) 转运前应提前通知接收科室到达时间及预先应采取的防护措施；

(2) 主管医护人员负责告知运送人员疾病的传播方式和预防方法，并向患者解释需要采用的特别预防措施，如患者需要戴口罩，应帮其戴好；

(3) 运送人员进入病房前须穿戴好适当的个人防护用具；

(4) 尽快将患者送到指定地点；

(5) 直接接触患者或被污染的器械后要洗手，接触其他患者前也要洗手；

(6) 运送患者的污染布等放到指定地点；

(7) 用消毒液喷洒用过的工具，并用浸有消毒液的毛巾将其擦拭干净。

第六章 突发灾难事件后的感染控制

1. 如何诊断气性坏疽?

答 主要依据局部表现。早期诊断有三大特征:

(1) 伤口周围触诊有捻发音。

(2) 渗液细菌涂片可见粗大的革兰阳性杆菌。

(3) X线检查,肌群中有气体存在;实验室检查,Hb显著下降,血清肌酸激酶升高,WBC≤12×10^9/L~15×10^9/L。确诊依据为厌氧菌培养出产气荚膜梭菌、败毒梭菌、水肿梭菌、溶组织梭菌或梭状梭菌等病原菌,或PCR方法检测结果为病原菌DNA阳性。

2. 对气性坏疽等厌氧菌感染者手术前、后应注意哪些问题?

答 (1) 手术间外挂"隔离手术"牌;

(2) 一般谢绝参观;

(3) 手术人员进入手术间后不得随意进出;

(4) 手术间内、外供应护士各设一名;

(5) 备齐手术物品,术中所需物品由手术间外的供应护士递入;

(6) 接送平车上备一条包裹患者的大单;

(7) 参与手术的医护人员在标准预防基础上,还应采取接触隔离措施。术后空气按常规消毒。重点是病原菌可能接触到的各种医疗器械、物体表面等。

3. 医护人员和避难者应当采取哪些感染控制措施以减少传染病的播散?

答 (1) 经常用流水和皂液洗手,儿童在成人协助下洗手;

(2) 没有流水和皂液时,用酒精揉搓剂可临时代替洗手,酒精揉搓剂置于食物领取处、厕所等能覆盖整个避难所的区域;

(3) 保持良好的卫生习惯,禁止随地吐痰,痰液用纸巾包裹后丢入垃圾桶;

(4) 准备食物时遵循良好的卫生措施;

(5) 不要共用餐具或水杯,不要共享牙刷、毛巾、剃须刀等个人物品;

(6) 提供卫生设施,至少保证避难者一周洗澡2次;

(7) 要有洗衣、晾晒衣物的设施。

4. 如何加强疏散中心内感染性患者的管理?

答 进入疏散中心前,对所有人员进行筛查:①发热;②咳嗽;③皮疹或皮肤疼痛;④呕吐;⑤腹泻;⑥开放性伤口。

具有上述任何症状之一者只有在接受适当评估和治疗之后才能进入。应指导中心的居留者向工作人员报告是否存在上述情况。如果一旦被发现有潜在的感染状况，感染者就应与其他居留者隔离或转移到特别的疏散中心。应事先确定一个隔离区或房子用于有潜在感染的居留者等待评估或转移。如果几个居留者被确定有类似症状，可安置在一个区域，婴儿床应间隔至少 3 尺。如果可能，应确定一个专用洗手间只供给患者使用。如果人群中确定有一种以上疾病则可能需要不止一个隔离区。这种隔离区需要专门的工作人员监测隔离患者并保证这些区域保持清洁和适当的物品供应。有上述症状之一的工作人员不应在疏散中心工作，而应寻求医疗评估，包括重返工作岗位之前的解除评估。照顾有症状的居留者的工作人员应在需要接触体液的操作时采取标准预防措施，并且应该特别强调手卫生。

每个疏散中心应有明确的计划，以便将具有潜在感染的患者转移到适当的医疗机构内，还包括给具有呼吸道症状的患者在等待评估或转移时佩戴纸口罩。指定的等待区域应与中心的主要生活区分开，但又要能够得到这些工作人员的严密监测。确定和通知接收机构的系统必须到位。

5. 什么是朊毒体？

答 朊毒体是可以引起同种或异种蛋白质构象改变而致病或功能改变的蛋白质。最常见的是引起传染性海绵样脑病（疯牛病）的蛋白质（图 1-2）。

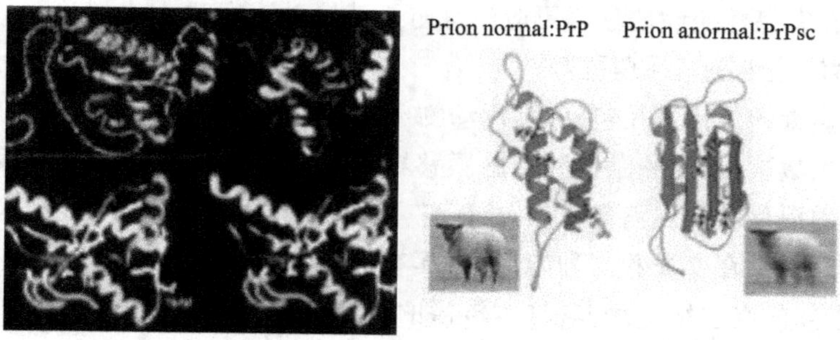

图 1-2 朊病毒

朊病毒又称蛋白质侵染因子（又称毒阮）。朊病毒是一类能侵染动物并在宿主细胞内复制的小分子无免疫性疏水蛋白质。朊是蛋白质的旧称，朊病毒的意思就是蛋白质病毒。朊病毒是一类能引起哺乳动物和人的中枢神经系统病变的传染性的病变因子，Prusiner 认为它是一种蛋白质侵染颗粒。

病毒是一种非细胞结构微生物。它们个体极微小，其构成很特别，仅由核酸和蛋白质构成。核酸（DNA 或 RNA）在病毒的遗传上起着重要作用，而蛋白质外壳只对核酸起保护作用，本身并没有遗传性。这是人们对病毒的基本认识。然而，随着对一些疾病的深入研究，科学家们发现，还有一类物质与一般病毒不一样，它只有蛋白质而无核酸，但却既有感染性，又有遗传性，并且具有和一切已知传统病原体不同的异常特性，它就是朊病毒。

6. 人的朊病毒病有几种？传染方式有哪几种？预防和治疗方法是什么？

答 人的朊病毒病已发现有4种：库鲁病(Kuru)、克-雅氏综合征(CJD)、格斯特曼综合征(GSS)及致死性家族性失眠征(FFI)。临床变化都局限于人和动物的中枢神经系统。病理研究表明，随着朊病毒的侵入、复制，在神经元树突和细胞本身，尤其是小脑星状细胞和树枝状细胞内发生进行性空泡化，星状细胞胶质增生，灰质中出现海绵状病变。朊病毒病属慢病毒感染，皆以潜伏期长，病程缓慢，进行性脑功能紊乱，无缓解康复，终至死亡为特征。

对于人类而言，朊病毒病的传染有两种方式。其一为遗传性的，即人家族性朊病毒传染；其二为医源性的，如角膜移植、脑电图电极的植入、不慎使用污染的外科器械以及注射取自人垂体的生长激素等。至于人和动物间是否有传染，目前尚无定论。但有消息称，英国已有两位拥有“疯牛病”牛的农场主死于克-雅氏综合征，预示着人和动物间有相互传染的可能性，这有待于科学家的进一步研究证实。

由于朊病毒病目前尚无有效的治疗方法，因此只能积极预防。其方法主要有：

(1) 消灭已知的感染牲口，对患者进行适当的隔离；

(2) 禁止食用污染的食物，对神经外科的操作及器械进行消毒要严格规范化，对角膜及硬脑膜的移植要排除供者患病的可能；

(3) 对有家庭性疾病的家属更应注意防止其接触该病。

7. 朊毒体的传播途径有哪些？

答 朊病毒的传播途径包括，食用动物肉骨粉饲料、牛骨粉汤；医源性感染，如使用脑垂体生长激素、促性腺激素和硬脑膜移植、角膜移植、输血等。朊病毒的特点是耐受蛋白酶的消化和常规消毒作用，由于它不含核酸，用常规的PCR技术还无法检测出来。朊病毒存在变异和跨种族感染，具有大量的潜在感染来源，主要为牛、羊等反刍动物，未知的潜在宿主可能很广，传播的潜在危险性不明，很难预测和推断。朊病毒可感染多个器官，已知的主要为脑髓，但在潜伏期内除中枢神经系统外，各种组织器官均有感染，且感染多途径，除消化道外，神经系统、血液均可感染，预防难度大，人畜一旦发病，6个月至1年全部死亡，100%的死亡率。

8. 朊毒体传播克-雅氏综合征的危险性有哪些？

答 人体各组织中含朊毒体的危险性见表1-3。

表1-3 人体各组织中含朊毒体的危险性

传染性	组织、分泌物和排泄物
高传染性	脑、脊髓、眼
低传染性	脑脊液、肾脏、肝脏、肺、淋巴结/脾脏、胎盘、血液
无传染性	眼泪、唾液、汗液、浆液性渗出物、乳汁、精液、脂肪组织、甲状腺、肾上腺、心肌、肠、骨骼肌、前列腺、睾丸、尿、粪便

9. 朊毒体的灭活方法有哪些？

答 朊毒体的灭活方法见表 1-4。

表 1-4 朊毒体的灭活方法

灭活方法	说明
132 ℃,30 min	处理污染物品;121 ℃,120 min 仅部分效果
134～138 ℃,18 min	处理高危物品与低危物品
浸泡于 1 mol/L 氢氧化钠溶液内作用 1 h,再用压力蒸汽,121 ℃,60 min	处理高危物品与低危物品(注意腐蚀性)
浸泡于 1 mol/L 氢氧化钠溶液内作用 15 min,或用 8.25%有效氯的次氯酸钠作用 15 min	处理低危物品表面

第七章 手 卫 生

1. 什么叫手卫生?

答 手卫生(hand hygiene)是所有手部清洁行为的总称,一般包括洗手、卫生手消毒和外科手消毒。洗手(handwashing)是指用普通或抗菌肥皂(皂液)和流动水洗手,清除手部皮肤污垢和暂居菌的过程。卫生手消毒(hand antisepsis)是指医护人员在连续诊疗活动中用快速手消毒剂擦手,主要针对杀灭暂居菌。外科手消毒(surgical hand antisepsis)是指术前医护人员使用外科手消毒剂清除或者杀灭手部暂居菌和减少常居菌的过程。

2. WHO 提出的"5 个重要时刻"是什么?

答 指接触患者前、无菌操作前、接触体液后、接触患者后、接触患者环境后。

3. 哪些情况下应该洗手? 哪些情况下应该卫生手消毒?

答 (1) 当手部沾有肉眼可见的或蛋白样的污物、血液或其他体液时,高度怀疑或被证实暴露于潜在的能形成孢子的微生物时,或使用公共卫生间后应洗手。

(2) 手部无可见的污物,在所有其他的临床情况下,最好进行卫生手消毒,也可以洗手。

(3) 下列情况应进行手卫生:在与患者直接接触前后;脱手套后;护理患者时及处理一个有创装置前(无论是否戴手套);接触体液、排泄物、黏膜、破损皮肤或伤口敷料后;从患者污染部位移到干净部位护理时;在患者附近接触物品包括医疗器械后。

(4) 进行药物治疗和准备食物之前,应洗手或卫生手消毒。

(5) 若正在使用速干手消毒剂,则不要同时使用抗菌皂。

4. 流动水洗手与使用酒精类揉搓剂哪种成本更高?

答 流动水洗手需要用到肥皂、水和干手设施,此外还要考虑建筑成本,如水池、废水处理和设施维护等间接成本。酒精类揉搓剂的成本包括消毒产品的成本加上分配器和小容量瓶的成本。最近一项成本效益比较研究显示,外科用酒精类手消毒剂较用抗菌皂可节约术前准备时间和成本。Larson 和其同事在 2 个 ICU 进行研究发现,前者成本仅为后者的一半。在 2 个新生儿 ICU 内做的另一项成本效益研究,对用肥皂、酒精类手消毒剂及消毒凝胶的成本进行比较,并评估了手卫生所需时间,尽管酒精类手消毒剂的成本很高,但因其节约时间,故手卫生的整体成本反而降低了。

5. 手套使用的指征是什么?

答 (1) 戴手套不能代替洗手。

(2) 当可能接触血液或其他有潜在传染性物质、黏膜和非完整皮肤时,应戴手套。

(3) 护理患者后要脱手套,护理不同患者时要更换手套。

(4) 从同一个患者污染部位移到清洁部位时要更换手套。接触污染部位后、接触清洁部位或周围环境前要更换手套。

(5) 避免重复使用手套。若重复使用,应执行合适的再生方法以确保手套的完整性和清除微生物。

6. 手卫生能降低哪些病原微生物的传播?

答 金黄色葡萄球菌(包括 MRSA)、化脓性链球菌(A 群链球菌)、万古霉素耐药的肠球菌(VRE)、肠杆菌属、克雷伯菌属、假单胞菌属、假丝酵母菌、艰难梭菌、腺病毒、轮状病毒、甲肝病毒、诺如病毒等。

7. 使用酒精类揉搓剂,是否会对身体不利?

答 目前尚无对身体不利的证据。研究显示,使用酒精类揉搓剂之后,血液中的酒精浓度可以忽略不计,也检测不到异丙醇的存在。而且,现在使用的揉搓剂都含有护肤成分,可以预防皮肤干燥,很少引起接触性过敏性皮炎。

第八章 传染病管理与医院感染暴发处置

1. 感染性疾病与传染病是一回事吗?

答 感染性疾病(infection diseases)与传染病(communicable diseases)都是病原体所引起的感染。传染病是感染性疾病的特殊类型,是能够在人群中传播形成流行的疾病。感染性疾病除了传统的传染病之外,还包括许多非传染性的感染性疾病。

2. 感染性疾病门诊应该接诊哪些患者?

答 根据卫生部《关于二级以上综合医院感染性疾病科建设的通知》(卫医发[2004]292 号文件)的精神,要求各地结合实际,将发热门诊、肠道门诊、呼吸道门诊和传染病科统一整合为感染性疾病科,可以接诊发热、腹泻及肝炎等所有感染性疾病患者。

3. 如何区分医院感染暴发与医院感染流行?

答 《〈中华人民共和国传染病防治法〉释义》定义的暴发是指在一个局部地区短期内突然发生多例同一种传染病患者。这里暴发是指传染病的暴发,是相对于散发而言的一个概念。流行则是指某病在某地区显著超过该病历年发病率水平,且在统计学上有显著意义。医院感染暴发是疾病暴发的一种特殊形式。卫生部《医院感染管理办法》中对医院感染暴发的定义是指在医疗机构或其科室的患者中,短时间内发生 3 例以上同种同源感染病例的现象。

医院感染暴发往往反映的是一种短时波动;医院感染流行则体现的是一段时间内感染发病率与历年发病率水平的一种比较,一般当医院感染发病率高于历年发病率 3～10 倍,就认为发生了医院感染流行。在实际中,如果医院感染暴发后没有及时发现并控制,常可引起医院感染大范围流行。但是并不是暴发就一定导致流行,也不是流行就一定有暴发。可以这样说,如果医院感染发生的危险因素增多,医院感染的散发病例明显增加,出现显著超过历年发病率水平的情况,就导致医院感染流行,但其中并不一定有医院感染暴发的情形发生。

一般来说,医院感染暴发往往在范围上较局限,只涉及 1～2 个科室;医院感染流行范围相对较广,往往涉及多个科室、全院甚至几个医院。

4. 病原体同源性的含义是什么?

答 病原体同源性是指病原体与该病原体共同祖先相关的相似性。医院感染暴发中病原体同源性检测就是利用现有的实验室检测手段完成病原体种型的确定,通过病原体同源性分析确定感染病例病原体相互之间的传播因素、途径及病原体的最终来源,为流调人员提供明确证据,从而查找到传播链和传播因素,为阻断进一步传播提供防控策略。

5. 当发生医院感染暴发时，应该怎样开展调查？

答 医院感染暴发调查过程就是及时查明暴发原因、确定拟采取的措施及实施的区域和对象、监测控制措施实施效果的过程。调查基本步骤：核实诊断→证实暴发→提出假设→详细调查→分析资料→验证假设→制定对策→采取措施→随访监测→评价效果→报告总结。

第一步，进行初步调查。进行描述性研究，制订出个案调查表，开展个案调查，收集患者的发病时间、地点、个人特征及可疑危险因子的暴露情况，描述三间分布和动态变化；通过采样、微生物检测调查感染发生的环境，寻找可疑原因，提出初步假设，采取控制措施。根据临床表现、现有实验室证据和流行病学资料，进行初步分析。

第二步，分析、确定暴发原因。开展分析性流行病学研究，如病例对照研究或队列研究，对病因线索进行分析、验证。

第三步，制订初步防控方案并组织实施。根据确定或初步确定的感染源和感染途径，及时制订初步的现场应急控制方案。感染源和感染途径不明确时，在调查同时经综合性分析初步确定可能的感染源，采取比较广泛的有针对性的控制措施；观察效果并通过实验对暴发原因或危险因素作进一步的证明。

第四步，进一步调查分析，证实初步分析结果。应特别注意，感染源可以是患者，也可以是病原携带者，对可疑感染源应进行多次细菌学检查。如从可疑感染源查到的病菌与暴发菌型一致，则暴发原因可以更明确，但是培养结果阴性并不能排除其为感染源的可能性。

第五步，修订或补充预防控制措施，观察其效果并及时分析总结。调查结束后，应对医院感染暴发的原因、传播方式、流行趋势及特点进行分析，对调查步骤和采取措施、效果以及此次调查处理的得失进行评价，为今后的工作积累经验。

在整个过程中，调查和控制始终是同步的，二者要紧密结合进行。

6. 在医院感染暴发调查的同时应如何采取控制措施？

答 (1) 控制传染源。病原体毒力较大、传染性较强时，应及时采取严密隔离，防止病原体扩散；病原体毒力不大、传染性不强时，采取床旁隔离。如果病原体有继续传播的可能，则必须实行专医专护，分组护理，严格执行消毒隔离技术规范。若仍然不能有效控制感染扩散，则应暂时关闭病房，停止收治患者，积极寻找感染源。

(2) 切断传播途径。按照卫生部《医院感染管理办法》、《消毒技术规范》的有关要求，做好随时消毒和终末消毒。

(3) 保护易感人群。对年老体弱、婴幼儿、危重、大手术后、原发病严重、应用免疫抑制剂、放化疗的患者积极治疗原发病，改善免疫功能。如感染明确，易感者可接种疫苗。医护人员做好个人防护。

第九章　微生物监测与实验室结果解读

1. 微生物检验报告中，出现哪些情况要警惕医院感染暴发？

答　(1) 检出特殊传染性疾病的病原体，尤其是从非感染性疾病科患者样本中检出沙门菌、结核分枝杆菌等；

(2) 某一病区内某些常见感染菌的分离率在短时间内明显增加；

(3) 检出具有流行病学意义的多重耐药菌株，如多重耐药的鲍曼不动杆菌、MRSA、VRE、ESBLs 等；

(4) 发现罕见病原体、低发或趋于绝迹的病原体，以及一些过去曾造成严重感染的流行菌株再度出现，如 SARS 冠状病毒、朊毒体、麻风杆菌等。

2. 与医院感染相关的常见耐药菌有哪些？

答　由于抗菌药物特别是广谱抗菌药物的选择性压力，医院感染病原菌多为耐药性细菌或多重耐药菌。

常见的有：①耐甲氧西林的金黄色葡萄球菌(MRSA)和凝固酶阴性葡萄球菌(MRCNS)；②对万古霉素中介的金黄色葡萄球菌(VISA)和耐万古霉素的金黄色葡萄球菌(VRSA)(我国尚未发现)；③对青霉素耐药的肺炎链球菌(PRSP)；④对万古霉素耐药的肠球菌(VRE)和对高浓度氨基糖苷类耐药的肠球菌(HLRA)；⑤产超广谱 β-内酰胺酶(ESBLs)的大肠埃希菌、肺炎克雷伯菌等大多数革兰阴性菌。

3. 为什么 ICU 总是流行鲍曼不动杆菌和铜绿假单胞菌？

答　主要原因是 ICU 患者病情均较重且免疫力低下，加上住院时间长、侵入性操作较多，感染机会比普通患者感染机会大，导致临床医生在使用抗菌药物时偏向于选用超广谱抗菌药物，但又会出现抗菌药物选择作用和选择性压力。鲍曼不动杆菌和铜绿假单胞菌都是医院环境中具有天然较高耐药性的细菌，当敏感菌被抑制后该类细菌往往乘虚而入，导致患者继发感染。如果诊疗操作不规范，极易导致细菌在 ICU 患者之间水平传播，经过多个宿主多次的抗菌药物选择后，子代将最终出现高耐药的细菌，使得感染更加难以控制。

4. 血培养样本采集过程中要注意什么？一次采集 2～3 套血培养样本有必要吗？

答　(1) 严格执行无菌操作技术，避免被体表或腔道正常菌群污染；

(2) 不宜在输注药物的静脉处采血；

(3) 不宜从静脉导管处采血，除非怀疑导管相关血液感染，在确诊前希望保留导管时；

(4) 若怀疑导管相关血液感染，应在静脉导管处采血并同时采集外周血作对照，并在化验单上注明；

(5) 用注射器抽血再注入血培养瓶时，不必更换针头，以免增加污染机会。

怀疑血液感染时，对成人患者，推荐在不同部位同时采集 2～3 套血培养样本。对婴幼儿患者，推荐在不同部位同时采集 2 套血培养样本。研究表明做 1 套血培养的检出率为 65%，做 2 套和 3 套血培养的检出率为 80%和 96%，而且 1 套血培养为皮肤常驻菌时无法区分是污染菌还是感染菌。对于厌氧菌感染机会很少的患者，至少送检 2 套，每套 1 瓶，仅做需氧菌培养。除特殊情况外，采集血培养后 2～5 天内，无需重复采血做培养。

5. 临床医生为何总是抱怨血培养阳性率低？

答 因为临床医生缺乏对实验室的正确了解。血培养阳性率受诸多因素影响。

(1) 采血时机不正确。应在抗菌药物使用前采血。对于周期性发热或弛张热患者，建议在预计下次寒战时、高热前采血；对于持续发热或稽留热患者，可以在高热期采血；

(2) 采血量及送检瓶数错误。成人采血量至少 20 mL，小儿酌情减少。推荐多套、多瓶送检；

(3) 送检不规范。采样后未及时送检。一般应在采样后 1 h 内送检，冬季注意保温；

(4) 实验室未及时处理或操作不规范等；

(5) 现有检测手段或培养条件局限等其他因素。

6. 如何采集开放伤口的样本？

答 在使用抗菌药物之前严格无菌操作采集样本。为避免消毒剂对细菌生长的影响，采样时应使用无菌生理盐水充分冲洗，去除表面渗出物和碎屑，采集时先将脓液去除，用拭子深入伤口的基底部或者伤口与正常组织边缘部位，采集 2 个样本，分别做革兰染色和需氧培养。无渗出物、干燥结痂的伤口一般不做培养；若镜检样本无炎性细胞，应重新采样。

7. 尿培养采集的注意事项有哪些？

答 (1) 清洁中段尿易被会阴部细菌污染，采样时应在医护人员指导下正确进行。

(2) 尽量不用导尿管采集样本，以防医源性感染。

(3) 尿培养标本中不得加消毒剂或防腐剂。

(4) 多次收集的尿标本或 24 h 尿不能用于尿培养，以免污染。

(5) 集尿袋内和尿管末端的尿液也不能用于尿培养。

(6) 除非是流行病学调查，否则长期留置尿管的患者做尿培养无临床意义。

(7) 未及时送检的样本保存于 4 ℃待送。

8. 采集鼻咽喉拭子的注意事项有哪些？

答 在使用抗菌药物之前采集样本；采样前数小时不得用消毒液涂抹或漱口；晨

起后采样，采样时戴口罩和手套；采样时拭子避免触及舌、口腔黏膜、唾液；疑为白喉棒状杆菌感染时，应采集咽部深层组织的样本，采集扁桃体样本时应以扁桃体窝部为宜。采集2管拭子以便直接涂片、染色镜检和接种培养。

9. 如何采集下呼吸道样本？

答 (1) 咳痰样本。采集方便易行，但由于易受到口咽部定植菌污染，因此也是最受争议的样本。

(2) 经气管穿刺吸引物(TTA)。由于采集到的下呼吸道样本不受上呼吸道正常菌群污染，曾较广泛推荐用于下呼吸道细菌性感染的病原学诊断，但创伤较大。

(3) 经胸壁针刺吸引物(TTA)。主要用于诊断一些原因不明和免疫缺陷患者的肺炎或贴近胸壁的肿块病灶。此法属侵入性操作，特异性较高而敏感性相对较差。

(4) 经支气管镜采样。样本包括气管冲洗物、气管刷洗物、支气管肺泡灌洗液、经支气管镜肺组织活检标本。此法可直接从肺部感染灶获取样本，但由于需要专业人员操作，费用昂贵，主要用于慢性、难治性感染，或免疫抑制患者感染且不能用咳痰、导痰等样本检测出病原体时。

(5) 经人工气道吸引分泌物(ETA)。为目前较常用的采集法。通常细菌浓度不低于 10^5 cfu/mL 可认为是感染病原菌，细菌浓度不高于 10^5 cfu/mL 认为是污染菌。

10. 疑似结核患者无痰时如何采集痰样本？

答 (1) 导痰采集样本。具体方法是先让患者雾化吸入3%～5%氯化钠溶液5 mL，5 min 后咳痰，但气道高反应如哮喘患者不宜用此法。

(2) 侵入性采集技术。如经支气管肺活检、支气管肺泡灌洗、支气管冲洗、胃灌洗等。注意支气管镜不能被自来水污染。

(3) 婴幼儿可用胃冲洗技术采集吞入胃中的痰(胃灌洗液)。需禁食，于晨起时采样，收集5～10 mL 样本放入无菌容器内，不加防腐剂，4 h 内用 $NaCO_3$ 将 pH 值调到7.0。胃灌洗液样本中易含有腐生的非典型分枝杆菌，涂片时可能有假阳性结果。

11. 临床如何采集感染性腹泻粪便培养标本才能提高微生物室的阳性检出率？

答 原发性感染性腹泻多为社区获得性感染，病原菌耐药性不高，许多抗菌药物都会对细菌造成损伤。为提高阳性率，最好在抗菌药物使用之前留取粪便样本并及时送检。

12. 如何正确看待微生物室的阳性和阴性培养结果？

答 对于阳性培养结果，可以从以下几个方面来分析。

(1) 肯定病原学诊断。正常无菌部位的多次阳性培养结果并结合患者临床指征；有菌部位的多次重复结果与临床指征，并有实验室直接涂片镜检结果支持；特殊病原菌检查；

(2) 可疑病原学诊断：单次培养结果；同时大量存在于环境中的条件致病菌；少见菌或少见感染等。

对于阴性培养结果，可以从以下几个方面来分析。

(1) 非感染性疾病，为真阴性；

(2) 采样运送不当，导致病原菌死亡，为假阴性；

(3) 已用抗菌药物后的采样，为假阴性；

(4) 特殊病原体或检验技术所限，为假阴性。

13. 为什么脓性样本(分泌物或穿刺液)常常培养不出细菌?

答 (1) 样本中有大量白细胞和细菌而培养不出，这可能是细菌被白细胞吞噬后，白细胞及死亡后的尸体释放出某些抑菌物质抑制了细菌的进一步繁殖，或样本中存在的是白细胞吞噬了细菌中毒而死亡的尸体；

(2) 深部脓液中存在厌氧菌生长，采用有氧条件培养不出细菌；

(3) 样本中可能存在苛养菌或慢性生长菌，但受接种的培养基、培养时间、培养环境等因素影响培养不出细菌；

(4) 患者体内残余抗菌药物抑制了细菌的生长；

(5) 样本本身没有细菌；

(6) 样本采集、保存或送检方法不当。

14. 临床医生面对患者痰培养中不断变化的高耐药菌株，该如何判断?

答 这个问题应一分为二地看待。

其一，如果在极短时间内连续送检多次，结果不尽相同，原因可能为：①未严格执行消毒隔离措施，高耐药菌株传播和定植；②采样不当或送检不及时；③微生物室对样本质量筛查不严。

其二，如果样本在较长时间后送检，采样、送检及微生物室的操作均是严格按照标准进行的，则可以近似认为每次结果是相对可靠的，婴儿结果每变化一次，应提示一次医院感染发生。临床医生一定要结合样本采集、送检、筛选、涂片镜检结果、药敏结果等信息综合判断、分析检查结果。

第十章　消毒供应中心的医院感染管理

1. 怎样进行B-D测试？注意事项有哪些？

答　B-D测试适用于预真空和脉动真空蒸汽灭菌器。其目的是监测腔体真空水平，检查是否漏气。每天每台灭菌器必须在运行带负载的灭菌周期前进行测试。方法：用100%脱脂纯棉布折叠成长(30±2) cm、宽(25±2) cm、高(25±2) cm，重(4±5%) kg的测试包，将专门的B-D测试纸(经卫生部批准并在有效期内)放入包中间，或使用一次性的测试包。将测试包水平放置于灭菌柜内灭菌包的前底层，靠近柜门与排气口底前方；柜内不可放任何其他物品，经134 ℃处理3.5～4 min后，取出测试纸观察颜色变化。若均匀一致，说明冷空气排出效果良好，灭菌锅可以使用；反之则说明有冷空气残留，需检查测试失败原因，直至测试通过后方可使用。测试结果每天记录备案。

2. 污染的医疗器械是先清洗后消毒，还是先消毒后清洗？

答　一般器械由于先消毒会导致蛋白凝固而致清洁困难，同时为了减少消毒液对器械的损伤，应当先清洗后消毒；特殊感染器械如被朊毒体感染的器械则应先消毒再清洗。一般污染器械可直接用机械清洗；有明显污垢、结构复杂、血液凝固的器械应先手工清洗，再用机械清洗。

3. 不同的灭菌包装材料在性能方面有何差异？

答　纯棉包布有利于灭菌剂穿透和排出，物理耐受能力也较强，但细菌屏障作用差，且有较多棉尘，可对所包装器械的表面构成尘埃污染，纯棉包布在重复使用过程中，清洗不彻底或反复使用后变薄、穿孔等会直接影响无菌物品阻菌效果。灭菌后的最长保存期为14 d。

闭合式硬质包装容器有较强的物理耐受能力，几乎无污染，但灭菌剂的穿透和排出主要靠筛孔部位，有一定的不彻底性，压力蒸汽灭菌还可能产生湿包现象。容器密封性较差，灭菌后人工关闭容易造成污染，灭菌后最长保存期也为14 d。

纸塑包装袋细菌屏障效果可靠，而且具有易灭菌、易排除灭菌残留和几乎无污染等优点，但抗湿、抗撕、抗刺等性能较差，包内器材不易固定，锐利和大件器材需要先用其他材料保护或包装后才能用纸塑包装袋完成最后的包装。灭菌后保存期为90～180 d，最长可达1年以上。

医用包装纸的特点类似于纸塑包装袋的特点，但包装方法、松紧度不正确可导致无菌屏障破坏而造成污染。灭菌后保存期无统一规范，一般为30 d左右。

4. 什么是湿热消毒的 A_0 值?

答 A_0 值是指 80 ℃条件下,Z 值取 10 时,杀死或灭活特定微生物群所需要的时间(S)。

国际标准化组织颁布了针对机械热力清洗消毒器的规范 EN15883,规定了不同器械湿热消毒必须达到的 A_0 值。

$A_0=60$,主要处理与完整皮肤接触,不带有可引起严重疾病的耐热致病菌的器械。

$A_0=600$,对应"80 ℃,10 min"或"90 ℃,1 min",可杀灭所有细菌繁殖体、真菌孢子和一些不耐热的病毒。

$A_0=6000$,对应"80 ℃,50 min"或"90 ℃,5 min",可杀灭乙肝病毒。

不同温度和时间对应的 A_0 值如表 1-5 所示。

表 1-5 不同温度和时间对应的 A_0 值

温度/℃	保温时间		A_0 值
	/min	/s	
80	1	—	60
90	—	6	60
70	100	—	600
80	10	—	600
90	1	—	600
90	5	—	3000
93	10	—	12000

5. 经过灭菌的物品可以保存多久?

答 《消毒技术规范》中规定:双层棉布包装和非封闭式金属硬质容器,有效期为 10~14 d,其他环境存放期为 7 d;医用无纺布、医用纸及金属硬质容器包装的物品有效期为 3 个月;纸塑包装的有效期为 6 个月。

6. 过期的灭菌包应该如何重新灭菌?

答 与清洁物品处理程序一样,将物品包拆开,分类处理。包内的一次性物品应丢弃,器械可经清洗、干燥后重新包装,外包装必须更换。

7. 骨科急诊手术植入物应如何控制灭菌质量?

答 骨科植入物对患者影响较大,且发生感染具有延后性,因此无菌要求极高,一般不提倡医院自行灭菌。为保护医患双方利益,要求将植入物标识保留在病历中以证明医疗器械是合格的。第一,建议医院慎用自行灭菌植入性器械;第二,应在每个包装内放置生物指示剂;第三,禁用台式小型灭菌器灭菌植入物;第四,可使用快速细菌培养方法,待生物结果出来之后使用;第五,严格记录灭菌物理参数并留档保存。

第十一章 ICU的医院感染管理

1. 怎样加强ICU的医院感染管理?

答 (1) 合理布局。医疗区域、污物处理区域、医疗辅助用房和医务人员生活辅助用房等独立设置,配备有人情况下空气净化装置,每天空气消毒。

(2) 妥善安置患者。感染患者与非感染患者分开,特殊患者单独安置。诊疗护理活动采取相应的隔离措施以防止交叉感染。

(3) 严格无菌技术操作,进入ICU穿专用工作服,无菌操作时戴口罩、帽子,认真洗手或手消毒,必要时戴手套。

(4) 配备完善的手卫生设施,如非触摸式水龙头、洗手液、擦手纸、快速手消毒剂。严格洗手和手消毒。

(5) 注意各种留置管路的观察、局部护理与消毒,加强医院感染监测。

(6) 加强抗感染药物应用的管理,加强细菌耐药性监测。

(7) 加强对各种监护仪器设备、呼吸管道、患者用物等的消毒灭菌。

(8) 严格探视制度,限制探视人数,探视前后要洗手。

(9) 加强职业防护培训,防止职业暴露发生。

2. ICU经常发生的医院感染有哪些?

答 (1) 插管相关性肺炎。指进行人工气道和接受机械通气的患者发生感染,其发病率(每1000个气管插管日)为4.4～15.2,为非插管患者的6～21倍。国内发病率更高。

(2) 尿管相关性尿路感染。其发病率(每1000个尿管日)为3.0～6.7,留置导尿管每延长1 d,发生菌尿症的危险性增加5%,长期(大于30 d)导尿均不可避免地会发生菌尿症。

(3) 中心静脉导管相关性血流感染。其发病率(每1000个中心静脉导管日)为2.7～7.4。

(4) 多重耐药菌株感染。

3. 预防医院获得性肺炎,哪些方法最有效?

答 (1) 如无禁忌证,将床头抬高30°～45°。

(2) 口腔护理或用漱口液漱口每天2次。

(3) 严格掌握气管插管或气管切开适应证,使用呼吸机时优先考虑无创通气。

(4) 每天评估是否可以撤机和拔管,减少插管天数。

(5) 加强机械通气管理。对呼吸机管路进行有效消毒,螺纹管每周更换2次,有明显分泌物时及时更换。湿化瓶中无菌水每 24 h 更换 1 次，冷凝水及时倒掉。

(6) 吸痰时严格执行无菌操作技术。

(7) 严格执行手卫生。

(8) 鼓励患者术后早期下床活动，指导正确咳嗽、翻身、拍背。

(9) 定期对医护人员进行相关预防知识培训。

4. ICU 导尿管相关性尿路感染的主要发病机制是什么?

答 (1) 插入导尿管时，细菌进入膀胱。

(2) 尿道周围或肛周细菌沿着导尿管外壁由外腔迁移进入膀胱。

(3) 尿管护理时没有严格执行无菌技术操作，细菌从集尿袋沿着导尿管内壁逆行进入膀胱。

5. 膀胱冲洗对预防导尿管相关性尿路感染是否有效?

答 使用含消毒剂或抗菌药物的生理盐水进行膀胱冲洗对预防导尿管相关性尿路感染无效。单纯用生理盐水进行膀胱冲洗，对于膀胱肿瘤、前列腺术后防止血块堵塞有一定的临床意义。

6. 血管内导管相关性感染的预防控制措施有哪些?

答 (1) 严格无菌技术操作。戴帽子、口罩，穿无菌手术衣，铺大的无菌巾，严格执行手卫生。

(2) 2%氯已定制剂消毒皮肤。

(3) 常规更换中心静脉导管不是预防感染的有效措施。

(4) 常规预防措施实施后，感染概率若仍居高不下，可以考虑用抗感染药物封管。

(5) 加强医护人员的培训。

7. 环境是 ICU 医院感染的传染源吗?

答 是的。ICU 的医疗设备及物品都是医院感染的传染源。感染的中介——手是最重要的传播者。因此，手卫生是 ICU 医院感染最重要的措施之一。降低感染的关键措施包括：开展监测、清洁、消毒和灭菌，以及在建设中符合相关要求。

第十二章 手术室的医院感染管理

1. 手术室如何划分三区？各区有哪些主要功能设置？

答 根据清洁程度划分为三区。

(1) 限制区：即无菌区，包括麻醉准备间、麻醉诱导间、手术准备间、手术间、无菌物品储存间、外科手消毒区、贵重仪器房、洁净走廊等。

(2) 半限制区：即清洁区，包括药品储存间、复苏室、库房、更衣室、办公室、会议室、生活区（值班室、休息室、卫生间）。

(3) 非限制区：即污染区，包括换鞋处、接受患者处、器械清洗间、污洗间、杂用间、标本存放处、医疗废物暂存处等。

各区域之间有清晰的标识及明显的分隔屏障。

2. 接台手术应如何清洁、消毒？

答 (1) 更换手术床被服。将各种脏污被服收集于专用密封收集袋内，再扎紧其他污物收集袋，通过污染通道运出手术室。若无污染通道，亦可扎紧收集袋后装入一个新的清洁收集袋，通过清洁通道运出手术室。

(2) 对手术间物体表面进行湿式擦抹，重点为人员接触的物体表面，一般用清洁剂即可，有血液、体液、分泌物等污染时用消毒剂擦拭。

(3) 空气消毒，洁净手术室空气净化设备应处于持续开放状态，并运行至相应的自净时间后方能接台手术，其他空气消毒机应运行到达到空气消毒要求后方能接台手术。

3. 外科手消毒可以不刷手吗？

答 可以，但必须做到彻底清洗双手。目前外科手消毒有两种方式，即先刷手再消毒和直接使用酒精类揉搓剂进行外科手消毒。最新研究证实，刷手与否并不影响手术部位感染率的高低。但无论是否刷手，消毒前彻底清洗双手十分必要；如果使用刷子，应选用软毛刷以免损伤医务人员的皮肤。

4. 术前一定要备皮吗？最好在什么时候进行？

答 研究表明，术前去毛对患者是有害的，可能会引起手术部位切口感染，不应再提倡。最好不备皮，如果需要备皮，则备皮时间离手术时间越短越好，并应使用剪刀或脱毛膏。

5. 特殊感染患者手术时如何实施消毒隔离措施？

答 应严格遵循标准预防原则，并根据病原微生物的传播途径采取相应的隔离措施，加强医务人员防护及术后物品和环境的消毒工作。

(1) 手术科室应提前与手术室联系，在手术通知单上注明感染名称。

(2) 将患者安置在隔离或负压手术间，门外挂隔离标记。

(3) 严禁参观手术。

(4) 手术人员穿戴隔离服、隔离鞋，标识醒目，并佩戴特殊的防护用品，如手套、口罩、眼罩等，不得随意进出。

(5) 设巡回护士2名，手术间内、外各1名，所需物品由手术间外护士传递。

(6) 术中尽量使用一次性医疗用品。

(7) 术后用大单包裹患者，用专用平车立即运送患者回隔离病房；平车用后及时消毒。

(8) 术后不能重复使用的物品严格按照医疗废物管理要求进行处理；可重复使用的物品应放入防渗漏收集袋或密闭容器中并标记，送洗衣房或消毒供应中心按要求处理；手术间地面、桌椅、手术床、器械台等用消毒液擦拭并进行空气消毒。

6. 不同净化级别的手术间的平面布局原则是什么?

答 洁净手术部的内部平面和通道形式应符合便于疏散、功能流程便捷和洁污分明的原则，根据医院具体平面进行布局。Ⅰ、Ⅱ级洁净手术室应处于手术部内干扰最小的区域，即通道近端区域，这样有利于气流组织，避免交叉感染，使净化系统经济合理。洁净手术部的平面布局应对人员及物品(敷料、器械等)分别采取有效的净化流程，净化程序应连续布置，不应被非洁净区中断。

7. 对洁净手术部回风口设置有哪些要求? 如何维护?

答 (1) 洁净室应采用双侧下部回风；在双侧距离小于等于3 m时，可在其中一侧下部回风，但不应采用四角或四侧回风。洁净走廊和清洁走廊可采用上回风。

(2) 下部回风口洞口上边高度不应超过地面之上0.5 m，洞口下边离地面不应小于0.1 m。Ⅰ级洁净手术部回风口宜连续布置。室内回风口气流速度不应大于1.6 m/s，走廊回风口气流速度不应大于3 m/s。

(3) 采用室内回风，不设余压阀向走廊回风。

(4) 回风口必须设过滤层(器)。当系统压力允许时，应设对大于等于1 μm大气尘计数效率不低于50%的中效过滤层(器)和对大于等于0.5 μm大气尘计数效率不低于95%的亚高效过滤器的三级过滤器组合。必要时可单独设置新风管道，并加设吸附有害气体的装置。

(5) 回风口的百叶片应选用竖向可调叶片，以减少横向叶片上的积尘；如采用对开多页联用叶片，不仅可保持定风向，还可起到平衡各回风口风量的作用。

根据使用情况，中效过滤器应每隔3～6个月清洗一次，1～2年更换1次。高效过滤器一般应每3年更换1次。百叶片和风罩表面每周清洁1次。

8. 如何加强洁净手术室的医院感染日常管理?

答 (1) 严格控制人流量，限制参观人数，尽可能减少手术人员活动。

(2) 患急性上呼吸道感染和皮肤化脓性感染的人员不得进入手术室。

(3) 选择不产尘的非织布类材料制作敷料和服装,使用不易掉纤维的抹布和拖把。

(4) 正确穿戴手术衣、帽,头发应全部塞入帽子内,口罩要遮住口鼻。

(5) 进入手术室的新设备或因手术需要外带的仪器、设备,应当对其清洁处理后方可使用;进入手术室的物品、药品等应先拆除外包装。

(6) 有条件的,患者在麻醉间施行麻醉,手术人员在准备间穿好手术衣、戴好手套后进入手术间。尽量使用无粉手套。

(7) 手术进行过程中,手术间的门应关闭,手术人员及参观人员不得互窜手术间。

(8) 加强日常清洁工作。

(9) 定期清洁、维护和保养空气过滤装置,依据使用时间和日常检测结果进行更换。

(10) 一般情况下,洁净手术室不应设立窗户。

(11) 记事板宜选用白板,使用塑料纸、油性笔和专用擦拭用品。

第十三章 血液透析室的医院感染管理

1. 血液透析相关性感染有哪些?

答 血液透析相关性感染包括外瘘感染、内瘘感染和经皮静脉穿刺插管感染等。外瘘感染主要是皮肤出口和导管接头处容易感染,继发血栓形成。内瘘感染主要是由穿刺针污染、穿刺皮肤消毒不严、无菌操作不当等引起。经皮静脉穿刺插管感染随着置管的时间延长,感染的机会增加。除此之外,还可能有以下感染情况:接触或输注被病原体污染的血及血制品;由于通过已经污染的患者传播、在透析期间的互相接触等原因,透析患者经住院、手术、穿刺等也增加了感染的机会;通过医务人员手、污染环境传播;透析液及其管道系统的污染、透析机及其他设备的污染导致患者和工作人员的感染;透析器重复使用处理过程中的污染等。

2. 血液透析室减少疾病传播的措施有哪些?

答 (1) 每天透析结束后进行通风换气,每天湿式擦拭桌面、地面;床单、被套一人一换。

(2) 增强工作人员自我防护意识,提高免疫力。

(3) 严格洗手,戴手套、口罩、面罩;定期检测肝炎标志物,阴性者注射乙肝疫苗;皮肤破损时应立即冲洗、消毒,局部包扎,皮肤破损严重时应戴手套,防止经破损皮肤感染病毒。

(4) 严格控制用血,尽量避免输血,可使用红细胞生成素;透析患者饮食应富含优质蛋白质,以提高患者的免疫力。

(5) 凡患者用过的机器及用具等均应严格清洁、消毒;污物与潜在的感染性废物应放入防漏的包装袋内运送。

(6) 严格限制家属进入透析室。

(7) 定期检测反渗水细菌和内毒素的污染程度。

3. 血液透析室控制血源性疾病传播的措施有哪些?

答 (1) 透析前应检测肝功能和肝炎标志物,透析过程中每月检测肝功能,每3～6个月检测肝炎标志物并登记。

(2) 肝炎标志物阳性、肝功能异常的患者应隔离治疗;乙肝、丙肝标志物阳性者与阴性者应分房间透析;透析机、复用机、冲洗管路的水池均应严格分开。

(3) 透析器材专人专用,禁止重复使用穿刺针,复用透析器材严格按规章制度使用。废弃透析器材按照医疗废物处理。

(4) 手被血液污染时应用流动水清洗并消毒。物表、地面等被血液污染时应及时更换或清洁、消毒。

(5) 严格手卫生。穿刺、引血、回血时须戴手套。

(6) 每名患者使用后均应对透析机进行有效消毒。

4. 如何防止透析动静脉内瘘穿刺部位感染?

答 (1) 正确选择穿刺点:动脉穿刺点距内瘘吻合口 5～6 cm 以上,针尖向吻合口方向;静脉穿刺点要尽量避开动脉穿刺点,针尖向心尖方向,两穿刺点间应相距8～10 cm 以上,且避免与动脉穿刺在同一血管上,以减少血液再循环,提高透析质量。

(2) 尽量保护血管,摸清血管走向再穿刺。

(3) 严格无菌技术操作。

(4) 术后 4～8 周瘘管成熟后方可使用。

5. 哪些患者的透析器不能复用?

答 复用前应向患者或家属说明意义及可能遇到的不可预知的危害,选择是否复用。乙肝病毒标志物阳性患者用过的透析器不能复用;丙肝病毒标志物阳性患者用过的透析器复用时应与其他患者分区复用;对复用过程中所使用的消毒剂过敏的患者用过的透析器不能复用。

6. 血液透析器复用记录应包括哪些内容?

答 血液透析器复用记录包括患者姓名、性别、住院号、血液透析器型号、复用日期和时间、复用次数、复用工作人员签名以及血液透析器功能和安全性测试结果。

7. 血液透析器一般可复用多少次? 复用时应做好哪些防护?

答 应根据血液透析器整体纤维体积、膜的完整性试验和外观检查来决定是否可以复用,任一项不符合要求则该透析器不可复用。采用半自动复用程序,低通量透析器不超过 5 次,高通量透析器不超过 10 次;采用自动复用程序,低通量透析器不超过 10 次,高通量透析器不超过 20 次。

复用工作人员应经过专门培训并合格。每位可能接触患者血液的工作人员均应采取预防感染的措施。操作时戴手套、护目镜和穿防护衣。从事已知或可疑污染物喷溅的操作时应戴面罩和口罩。复用间环境通风并设有洗眼装置。

8. 血液透析器应如何消毒、灭菌和保存?

答 清洗后的血液透析器必须消毒,血室和透析液室必须高水平消毒或达到无菌。血液透析器应注满消毒液,消毒液浓度至少应达到规定浓度的 90%。血液出入口和透析液出入口均应消毒后盖上新盖或已消毒的盖。消毒后置于 4 ℃冷柜中保存,有效期内使用。

第十四章 口腔科的医院感染管理

1. 口腔科手机应首选什么方法灭菌?

答 首选压力蒸汽方法,用B级压力蒸汽灭菌器灭菌,或采用环氧乙烷、等离子体等其他灭菌方法进行灭菌。对不耐湿热的口腔器械可以选用化学方法浸泡消毒或灭菌,如用2%戊二醛浸泡10 h。

2. 口腔科手机需要全部拆卸清洗吗?

答 不需要。手机内部结构复杂,拆卸后无法安装而且影响使用寿命。应采用超声清洗或全自动清洗消毒机清洗后再进行压力蒸汽灭菌。

3. 口腔印模如何消毒?

答 500 mg/L二氧化氯消毒剂浸泡30 min、2%戊二醛浸泡或喷涂、0.5%聚维酮碘浸泡或喷涂、酸性氧化电位水反复冲洗30 min等均为有效的消毒方法。

4. 口腔科门诊小型预真空压力蒸汽灭菌器灭菌后的物品可以存放多长时间?

答 按中华人民共和国卫生部《医疗机构口腔诊疗器械消毒技术操作规范》对快速压力蒸汽灭菌器有效期的说明,为了加快灭菌速度,快速灭菌法的灭菌周期一般不包括干燥阶段,因此灭菌完毕,灭菌物品往往是湿的;为了避免污染,不管是否包裹(规定不能包裹),取出的物品应尽快使用;不能储存,无有效期。

虽然《规范》中指的是不带干燥阶段的快速压力蒸汽灭菌器,灭菌后不能储存,而现在医院用于口腔器械灭菌的压力蒸汽灭菌器多属于B级,带三次预真空过程且有干燥程序,但不论小型预真空压力蒸汽灭菌器属于哪一级,灭菌物品采用何种包装方式,都不建议常规灭菌后储存使用。

5. 为什么口腔科纸塑包装灭菌后会出现水雾或水珠?

答 可能与器械摆放、灭菌器等级、故障等因素有关。器械灭菌时最好侧放并使塑面朝向同一个方向,紧密适中,灭菌物品不得接触灭菌腔内壁。如果塑面向上平放,则水分会滞留在塑面之上。使用非B级压力蒸汽灭菌器灭菌时,灭菌前无法彻底排除冷空气,灭菌后无干燥过程,也可能出现湿包。预真空锅排气管道不畅或周围环境过低,可造成冷凝水生成过多,导致水雾或水珠产生。

6. 使用了防回吸手机、综合治疗台就能有效避免医院感染吗?

答 不能。虽然防回吸手机、综合治疗台能起到一定的防回吸作用,但液体进入手机前端缝隙造成的污染仍不可避免。手机停止转动的瞬间产生的负压可导致手机内部及综合治疗台的水路污染。即使是使用了防回吸功能的手机和综合治疗台,如果清洗、消毒、灭菌方式选择不当,医源性感染仍不可避免。

第十五章　内镜的医院感染管理

1. 多酶洗液是否必须做到一镜一用一换?

答　多酶洗液含有蛋白酶、淀粉酶、脂肪酶、纤维素酶等多种分解酶,可有效分解人体各种分泌物,用于污染较重,尤其是有机物污染、物品结构复杂且表面不光滑物品的清洗。由于其使用后即失去酶原活性,所以必须一镜一用一换。

2. 鼻内镜应该消毒还是灭菌?

答　鼻内镜在操作时起照明和摄像作用。由于鼻内镜使用时经常会接触到鼻腔黏膜,沾染血液,应按照要求高水平消毒。

3. 活检钳灭菌后应如何保存?

答　采用压力蒸汽灭菌的耐高温、耐高湿的活检钳和使用环氧乙烷灭菌的不耐高温、不耐高湿的活检钳,均应采用包布或纸塑包装材料独立包装,放在无菌物品储存柜内保存,并在有效期内使用。若活检钳用2%戊二醛浸泡10 h灭菌,使用前必须用无菌水冲洗干净,浸泡时间应该从最后一条活检钳放入的时间开始算起。

4. 手术内镜应如何灭菌?

答　(1) 采用可以压力蒸汽灭菌的内镜;

(2) 若不能压力蒸汽灭菌,则需增加内镜数量;

(3) 添置快速低温灭菌设备,如过氧乙酸灭菌器、过氧化氢等离子灭菌器等;

(4) 合理安排,增加诊疗时间。

5. 内镜诊疗前患者必须进行HBV、HCV、HIV感染筛查吗?

答　不需要,国家没有明确要求。HBV、HCV、HIV均属于亲脂病毒,对消毒因子的敏感性最高,高水平消毒法完全可以将其杀灭。正确做法是采取标准预防,严格按照规范要求认真落实初洗、酶洗、清洗、消毒或灭菌的每一个步骤,工作人员操作时应做好个人防护。

6. 如何监测软式内镜灭菌是否合格?

答　用无菌注射器抽10 mL含相应中和剂的缓冲液,从内镜活检口注入,用15 mL无菌试管从活检出口收集,立即送检,2 h内检测。

消毒合格标准为:细菌总数少于20 cfu/件,不得检出致病菌。通常情况下致病菌是指铜绿假单胞菌、分枝杆菌、沙门菌等,特殊情况下进行相应指标的检测。

7. 如何监测硬式内镜灭菌是否合格?

答　(1) 采样方法:有管腔的内镜采样方法与软式内镜采样方法相同;无管腔的内镜采集外表面。选取待检内镜2件,用沾有无菌洗脱液的棉拭子反复涂抹采样,剪去手接触部位后，投入洗脱液试管内 6 h 内送检。注意严格无菌操作，检验应在洁净度为 100 级的单向流空气区域内进行。对单向流空气区域及工作台面必须进行洁净度验证。

（2）结果判断如下。①灭菌合格：阳性对照在 24 h 内应有菌生长，阴性对照在培养期间内应无菌生长，且需氧-厌氧菌及真菌培养管内均为澄清，或虽显混浊，但经证明非有菌生长。②灭菌不合格：如果需氧-厌氧菌及真菌培养管任一管显混浊并证明有菌生长，应重新采样，分别同法复试 2 次，除阳性对照外，其他各管均不得有菌生长，否则判为灭菌不合格。

第十六章　产房、新生儿室、导管室的医院感染管理

1. 产房应有哪些必要的医院感染控制设施?

答　(1) 产房刷手区、高危婴儿室等应配备非手接触式水龙头、流动冷热水、洗手流程、洗手液、外科手消毒剂、无菌擦手毛巾、计时器等手卫生设施,不方便洗手的区域如待产室应配备快速手消毒剂。污物间应配备水池、多酶洗液、消毒剂等。

(2) 产房温度保持在 22～26 ℃,相对湿度 55%～65%,通风良好并配备动态空气消毒设施。

(3) 分娩室的门应为非手接触式门。

2. 产房的空气应如何消毒?

答　产房为Ⅱ类环境,空气消毒必须选用对人无毒害且可连续消毒的方法,如采用空气层流设备、循环风紫外线空气消毒器、静电吸附式除菌空气净化器。

3. 导致新生儿医院感染的主要危险因素有哪些? 常见病原体有哪些?

答　主要危险因素有出生体重,中心静脉导管、呼吸机的应用等。此外,抗菌药物的不合理使用、医疗器械消毒不严格、住院时间长、自身免疫系统功能发育不成熟等因素,均可导致新生儿医院感染发病率增加。

常见病原体如下。①细菌类:金黄色葡萄球菌、大肠埃希菌、溶血性链球菌、肺炎克雷伯菌等。②病毒类:呼吸道合胞病毒、流感病毒、轮状病毒、巨细胞病毒、柯萨奇病毒等。③其他类:衣原体、支原体等。

4. 如何阻断 HIV 母婴垂直传播?

答　提倡每一位妊娠妇女查 HIV。HIV 感染合并妊娠的妇女检测关键是病毒数量。根据《预防艾滋病母婴传播工作实施方案(修订)》,有效阻断方法包括:产前服用抗病毒药物、剖宫产及产后人工喂养、杜绝母乳喂养等。《预防艾滋病母婴传播应用方案》中建议:孕妇自妊娠 28 周开始口服(或妊娠 28 周后发现感染尽早口服)齐多夫定(AZT)300 mg,每天 2 次至临产;临产后立即口服 AZT 300 mg、奈韦拉平(NVP)300 mg 以及拉米夫定(3TC)150 mg;之后每 3 h 服用 AZT 300 mg,每 12 h 服用 3TC 150 mg,直至分娩结束;分娩后产妇继续口服 AZT 300 mg、3TC 150 mg,每天 2 次,连续服用 1 周。对 HIV 感染孕产妇分娩的新生儿,出生后尽早(6 h 内,最迟不超过 48 h)单剂量口服 NVP 2 mg/kg(或混悬液 0.2 mL/kg),最多不超过 6 mg(或混悬液 0.4 mL/kg),每 12 h 一次,连续服用 1 周。若母亲服用 AZT 时间不足 4 周,新生儿需连续服用 4 周。通过对许多分娩方式的研究,美国妇产科联盟推荐使用齐多夫定治疗并择期剖宫产以最大限度减少垂直传播。

5. 暖箱贮水槽应如何清洁、消毒?

答 打开暖箱贮水槽顶盖,旋转排水口的开关,排空贮水槽的水后关闭排水口,往水箱内倒入 500 mg/L 含氯(有效氯)消毒剂,浸泡 30 min,清洁水槽表面,排空水槽后倒入清水、蒸馏水依次清洗一遍,最后擦干。

6. NICU 的奶瓶应如何消毒?

答 奶瓶应高水平消毒。奶瓶使用后应彻底清洁,然后煮沸或用流动蒸汽消毒(100 ℃,15～20 min),干燥保存,或用红外线消毒(120 ℃,15～20 min);条件允许也可采用压力蒸汽灭菌方法,但不应强求。

7. 如何预防柯萨奇病毒医院感染暴发?

答 (1) 加强产妇和新生儿疑似病例监测,及时发现并报告可疑患者。做好感染(疑似感染)和非感染人群的分流安排。产妇和新生儿疑似病例应安排在隔离待产室、隔离分娩室和隔离新生儿室,停止母乳喂养,新生儿在隔离沐浴池沐浴。工作人员患急性感染性疾病时不得接触母婴。

(2) 落实手卫生。新生儿室应配备足量的非接触式水龙头、皂液、干手巾,每床配备快速手消毒剂。医护人员、产妇、家属接触患儿前后必须洗手或手消毒。

(3) 物品做到一人一用一消毒,隔离患儿尽量做到专人专用。

(4) 终末消毒:床单位用 500 mg/L 含氯消毒剂擦拭消毒。

(5) 医疗废物:用双层黄色袋密闭运送,集中处置。

(6) 加强产妇和家属探视管理和健康宣教。

8. 导管室的医院感染控制措施有哪些?

答 (1) 手卫生:配备非接触式水龙头、洗手液、外科手消毒剂、流动冷热水。

(2) 工作人员严格遵守无菌技术操作规程,手术人员采取标准预防措施。

(3) 一次性医疗用品使用:严禁重复使用。使用前检查包装、有效期。

(4) 手术器械:统一由供应室集中管理,灭菌合格后方可使用。

(5) 空气消毒:采用可在有人环境下消毒的动态空气消毒器。

(6) 物体表面消毒:手术前后均应进行。

(7) 医疗废物:按照规范管理。

第十七章　人体器官移植的医院感染管理

1. 影响器官移植受者预后的关键是什么?

答　器官移植手术要取得成功必须跨越术后排斥反应和威胁生命的感染两个主要障碍。前者的预防和治疗必须采用免疫抑制措施,而后者的发生又往往是免疫抑制时受者全身免疫功能下降所造成的,两者应处于一个平衡之中。既要保证足够的免疫抑制水平而防止排斥反应的发生,又要避免过度的免疫抑制而造成移植后感染,维持两者的平衡已成为影响移植受者预后的关键。尽管器官移植手术获得成功,但应清醒地认识到术后有80%以上的移植受者至少出现一次临床感染。术后约有40%因为感染或同时合并排斥反应而死亡。

2. 哪些因素会增加器官移植受者感染的风险?

答　(1) 移植前因素:受者潜在疾病、营养不良、特殊器官移植、年龄、移植前接触到的感染源和基础感染源。

(2) 术中因素:手术持续时间、输注血液制品、手术操作因素和来自供体移植器官的病原体感染。

(3) 移植后因素:免疫抑制因素(移植术后立即免疫抑制、持续性免疫抑制、发生排斥反应后免疫抑制、药物剂量增加)、术后留置导管、医院感染和社区获得性感染。

3. 器官移植术后最常见的感染是什么?

答　2/3以上的器官移植受者术后会发生感染,最常见的部位有肺部、尿路和腹部感染等。肺部感染在心脏和心肺移植术后最为常见,尿路感染在肾移植术后最为常见,腹部感染在肝移植、胰腺移植和小肠移植术后最为常见,其中以败血症和肺部感染的死亡率最高。

4. 器官移植受者术后应如何预防感染?

答　患者:

(1) 勤洗手,养成良好的卫生习惯;

(2) 移植术后6个月内到医院复诊或到人流拥挤的地方时,应戴口罩,潮湿时应及时更换;

(3) 保持口腔、皮肤、指甲清洁、卫生,有口腔溃疡的,应加强口腔护理;

(4) 切口及引流管护理严格执行无菌操作;

(5) 作息规律,均衡饮食;

(6) 避免到人群集中的公共场所及接触患者或动物;

(7) 饮食应干净卫生,营养均衡,勿食生冷和隔夜食物;

(8) 有下列情况时应及时报告处理。①切口红、肿、热、痛;②$T>38$ ℃;③发冷、寒战;④咳嗽、流涕、咽痛;⑤恶心、呕吐、腹泻;⑥小便灼热感。

环境:保持清洁,勿摆放花草,禁养宠物;垃圾桶加盖,防止蚊虫滋生;便器及时清洗、晾干。严格限制探视人员,探视者洗手,戴口罩,感冒时不宜探视,不许送鲜花、盆栽等植物。

5. 器官移植受者保护性隔离需要多长时间?

答 建议 10 天左右。患者此时处于术后免疫抑制药物治疗下,医院病原体是最常见的感染原因。环境暴露危险性与患者的免疫抑制状态相关,若暴露于高浓度污染微生物,即使免疫抑制不重,仍有可能引起难治性感染;反之,若暴露于低浓度污染微生物,但患者处于免疫抑制极期(术后早期),仍有可能导致严重的致命性感染。因此,术后应尽早实行保护性隔离,尽量减少感染的危险因素。

6. 乙肝患者实施肝移植术后还需要预防乙肝病毒感染吗?

答 需要。乙肝患者实施肝移植术后,患者体内仍有少量乙肝病毒存在,仍有可能发生乙肝病毒复发或再感染的现象。所以,术后必须坚持治疗和预防乙肝。

第十八章 医疗废物管理

1. 当发生医疗废物流失、泄漏和意外事故时，医疗卫生机构应如何向有关部门报告？

答 (1) 医疗卫生机构发生医疗废物流失、泄漏和意外事故时，应在 48 h 内向所在地县级人民政府卫生行政主管部门、环境保护行政主管部门报告。调查处理工作结束后，医疗卫生机构应当将调查处理结果向所在地县级人民政府卫生行政主管部门、环境保护行政主管部门报告。

(2) 医疗卫生机构发生因医疗废物管理不当导致 1 人以上死亡或者 3 人以上健康损害，需要对致病人员提供医疗救护和现场救援的重大事故时，应当在 12 h 内向所在地县级人民政府卫生行政主管部门报告。

(3) 医疗卫生机构发生因医疗废物管理不当导致 3 人以上死亡或者 10 人以上健康损害，需要对致病人员提供医疗救护和现场救援的重大事故时，应当在 2 h 内向所在地县级人民政府卫生行政主管部门报告。

(4) 发生因医疗废物管理不当导致的传染病传播事故，或有证据证明传染病传播的事故有可能发生时，应当按照《传染病防治法》及有关规定报告。

2. 使用后的一次性医疗器具需要消毒、毁形吗？

答 不具备集中处置医疗废物条件的农村地区，医疗卫生机构应当按照当地卫生行政主管部门和环境保护行政主管部门的要求，自行就地处置医疗废物，并应符合以下基本要求：使用后的一次性医疗器具和容易致伤的医疗废物应当消毒、毁形处理。能够焚烧的应当及时焚烧；不能焚烧的应当消毒后集中填埋。

凡具备集中处置医疗废物条件的，使用后的一次性医疗器具不用消毒、毁形。特别是使用后的一次性医疗器械，均作为感染性废物，直接放入医疗废物专用包装物或容器中，针头、刀片等利器放入利器盒，一并交由集中处置单位处置。

3. 使用后的一次性医疗器械，如果未被体液污染，是否作为医疗废物进行管理？

答 使用后的一次性医疗器械，无论是否被血液、体液、分泌物、排泄物污染，均作为医疗废物进行管理。

4. 传染病患者用过的针头未经消毒液浸泡直接放入利器盒可以吗？

答 可以。

5. 废弃胎盘应如何处理？

答 按照病理性医疗废物登记后处理。《卫生部关于产妇分娩后胎盘处理问题的批复》规定：产妇分娩后胎盘应当归产妇所有，产妇放弃或捐献胎盘的，可以由医疗机构进行处置。任何单位和个人不得买卖胎盘。如果胎盘可能造成传染病传播的，医疗机构应当及时告知产妇，按照《中华人民共和国传染病防治法》、《医疗废物管理条例》的有关规定消毒后再按照医疗废物处理。在这种情况下，胎盘不归产妇所有。医疗机构对产妇放弃或捐献的胎盘可根据需要决定如何处置，但禁止买卖。若无其他用途，则按照病理性医疗废物登记后处置。

6. 新生儿纸尿裤是否为医疗废物?

答 《医疗废物分类目录》规定：被患者血液、体液、排泄物污染的物品，包括一次性使用卫生用品、一次性使用医疗用品及一次性医疗器械均属于感染性医疗废物。一般情况下由非传染病患者的尿液导致感染传播的可能性很小，因此，一次性卫生用品如果仅被排泄物污染则没有必要作为医疗废物。被血液、体液污染时作为医疗废物处理。患特殊感染性疾病的新生儿使用的一次性卫生用品应当列为感染性医疗废物。

7. 医院有污水处理系统，传染病患者的排泄物可以直接排入下水道吗?

答 医院有完善的污水处理系统，处于正常运行状态，并且按照《医疗机构污染物排放标准》(GB 18466—2005)建立自我监测体系的情况下，传染病患者的排泄物可以直接排入下水道。

第十九章　消毒药械、一次性使用医疗器械与器具的医院感染管理

1. 药准字和卫消字如何使用和区分？

答　药准字消毒剂是按照《中华人民共和国药典》标准生产的，一般不是复配制剂，消毒效果可能没有消字号的消毒剂好，医院要按照说明书上的用法使用。

2. 什么是一次性使用卫生用品和一次性使用医疗用品？

答　一次性使用卫生用品是指使用一次后即丢弃的，与人体直接或间接接触的，并为达到人体生理卫生或卫生保健目的而使用的各种日常生活用品，如薄膜/乳胶手套、纸巾、口罩、纸尿布、卫生巾等。

一次性使用医疗用品是指临床用于患者检查、诊断、治疗、护理的指套、手套、吸痰管、治疗巾、阴道窥镜、肛镜、印模托盘、压舌板等接触完整皮肤、黏膜的各类一次性使用医疗护理用品，分为灭菌的一次性使用医疗用品和消毒的一次性使用医疗用品两种。

灭菌的一次性使用医疗用品是指进入人体组织、无菌、无致热源、无异常毒性、检验合格、出厂前必须经过无菌处理、可直接使用的一次性医疗用品。

消毒的一次性使用医疗用品是指接触皮肤黏膜、无毒害、检验合格、出厂前必须经过消毒处理、可直接使用的一次性医疗用品。

3. 一次性使用医疗用品过期后可以重新灭菌后使用吗？

答　一般情况下不可以，但高值耗材可否重新灭菌后使用存在争议。一次性使用医疗用品过期后重新灭菌可能会有以下改变：产品原材料老化变脆、环氧乙烷残留量增加、微生物菌体裂解及代谢产物易导致热原反应等。

4. 一次性使用高值耗材可否选择性复用？

答　2005 年，卫生部在《血液透析复用操作规范》中首次明确规定：经国家食品药品监督管理局批准后的血液透析器可以重复使用。2006 年，卫生部又提出建议，选择几种目前临床常用的、复用时对医疗质量、医疗安全和耗材本身的性能无影响的，经国家食品药品监督管理局批准为一次性使用的高值耗材在部分大医院先行试点，包括超声导管、大头导管、血滤器、喉罩、起搏电极、心脏稳定器。目前我国复用高值耗材规范正在制订之中。

5. 医院感染管理部门应当如何履行对消毒药械、一次性使用医疗器械与器具的审核管理职责？

答　认真学习国家相关法律法规、技术规范和标准，结合本医院实际制定相关的管理制度并执行。定期从购入、储存和使用等各个环节进行监督检查和指导，如存在问题应及时整改、落实。

第二十章 手足口病的消毒隔离和预防控制

1. 何谓手足口病?

答 手足口病是由肠道病毒引起的传染病,多发于5岁以下婴幼儿,可引起小儿手、足、口腔以及臀部等部位的疱疹,个别患者可引起心肌炎、肺水肿、无菌性脑膜炎等并发症。引发手足口病的病毒有20多种(型),柯萨奇病毒A组的16、4、5、9、10型,B组的2、5型,以及肠道病毒71型均为手足口病较常见的病原体,其中以柯萨奇病毒A16型(C_{OX}A16)和肠道病毒71型(EV71)最为常见。

2. 手足口病的易感人群和传播途径是什么?

答 人对肠道病毒普遍易感,但不是每一个人都会发病。显性和隐性感染后均可获得特异性免疫力,但如接触到未曾感染过的病毒型别仍有可能发病。5岁以下尤其是3岁以下发病率最高。手足口病主要经粪-口途径、呼吸道飞沫传播,亦可通过接触患者皮肤、黏膜疱疹液而感染;患者粪便、疱疹液和呼吸道分泌物及其污染的手、口杯、餐具、奶具、玩具、毛巾、衣物、床上用品等均可造成本病的传播。

3. 手足口病的预防控制策略有哪些?

答 至今无疫苗和抗病毒药物预防、治疗手足口病。防控关键在于根据疾病流行特点重点防治。重点地区:手足口病尤其是肠道病毒71型(EV71)发生的地区。重点人群:5岁以下尤其是3岁以下的婴幼儿。重点场所:幼托机构、小学、儿科病房。重点措施:加强监测,早发现、早报告、早隔离、早治疗。重点工作:做好社区卫生工作。

4. 手足口病的确诊依据是什么?

答 在临床诊断基础上,EV71核酸检测阳性、分离出EV71病毒或EV71 IgM抗体检测阳性、EV71 IgG抗体4倍以上增高或由阴性转为阳性。

5. 手足口病流行期间,医疗机构应采取哪些防控措施?

答 (1) 结合本院实际,制定手足口病就诊流程和防控预案。

(2) 医院成立以院长或分管院长为组长的领导小组,确保各项救治工作有序开展。

(3) 病室空气用紫外线或空气消毒机消毒。

(4) 认真洗手和手卫生。

(5) 病室地面和物表用500 mg/L含氯消毒剂每天拖擦2次以上。玩具设施专人清洁消毒。

(6) 加强手足口病防控知识宣教。

6. 手足口病诊疗过程中医护人员应如何加强手卫生及防护?

答 (1) 配备足量的非手触式水龙头、擦手纸。

(2) 接触不同患者时认真洗手和手消毒,可选用70%～80%酒精类快速手消毒剂揉搓双手。

(3) 医务人员在标准预防的基础上再实施接触隔离。

(4) 处理患者的呕吐物、排泄物时,应穿隔离衣,戴外科口罩、手套;配制含氯消毒剂、清洗盛污物的容器时应佩戴眼罩;脱手套后立即洗手。

7. 疫情流行期间,如何加强婴儿室消毒隔离?

答 (1) 增设隔离床位以收治有疑似症状的新生儿或母亲待产/生产期间出现疑似症状的新生儿,床位间适当间隔。

(2) 出院后床单位严格消毒处理。

(3) 医护人员严格手卫生管理,出现发热、腹泻症状时不得进入婴儿室。

(4) 奶具认真清洗、消毒。母婴同室的母亲接触和哺乳婴儿前必须洗手。

8. 手足口病污染的医疗器械应如何处理? 收治病区的环境、物品应如何消毒?

答 体温表做到一人一用一消毒,可用500 mg/L含氯消毒剂浸泡30 min后用清水洗净、擦干、备用。压舌板一人一用一消毒,可采用煮沸或压力蒸汽灭菌。非一次性医疗器械物品可使用500 mg/L含氯消毒剂擦拭,可浸泡的用500 mg/L含氯消毒剂浸泡消毒30 min。危重患者的医疗器械物品专用或者做到一用一消毒或灭菌,加强呼吸机及附属物品的消毒,严格无菌技术操作。

9. 手足口病居家隔离治疗应注意哪些问题?

答 县(市、区)疾病预防控制中心应建立与辖区医疗机构的信息互通机制,第一时间掌握居家治疗患儿的地址和联系方式,及时通知医务人员上门服务,提供必要的消毒药品,指导消毒隔离工作,做好防病知识宣传。

10. 手足口病疫点应如何消毒?

答 (1) 地面、墙壁用500 mg/L含氯消毒剂连续喷雾消毒3次,每次30 min。

(2) 食具煮沸30 min或用500 mg/L含氯消毒剂浸泡30 min。

(3) 剩余食物煮沸30 min后倒掉。

(4) 衣物煮沸30 min或用500 mg/L含氯消毒剂浸泡30 min后清洗,或在阳光下暴晒4 h以上。

(5) 排泄物、分泌物,可倒入20%漂白粉乳液5 L并作用60 min,容器可用500 mg/L含氯消毒剂浸泡120 min后清洗。

(6) 生活污水用500 mg/L含氯消毒剂浸泡120 min后倒掉。

(7) 污染的生活垃圾用1000 mg/L含氯消毒剂喷雾120 min。

(8) 医院污水应达到《医疗机构污染物排放标准》(GB 18466—2005)。

第二篇

技术篇

第二十一章 医院感染目标性监测

1. 现在可以取消全面综合性监测,改做目标性监测了吗?

答 开展目标性监测,要利用全面综合性监测阶段构建的监测体系,取得院领导的支持配合。

在监测数据准备上,必须要有医院感染本底率的积累,掌握全院各科室医院感染流行病学分布情况;在人员方面,医院感染专职人员应具备监测的相关知识,掌握基本的流行病学知识和统计方法;根据上级要求或本院的实际,有适量的工作日用于目标性监测。

全面综合性监测在我国已开展了 20 多年,是医院感染管理专职人员熟悉的、普遍认可的一种监测方法;而开展目标性监测要根据各地医院感染控制工作发展状况和医院的人力、物力准备情况,通过长期的培训和实施,以点带面地有步骤地逐步推行。因此,全面综合性监测至少在部分地区或医院还要持续一段时间。目标性监测是医院感染监测的发展趋势,在监测体系比较成熟、医院感染专职人员积累了一定监测经验的医院内开展。

2. 怎样结合医院和自己的实际,设计一份实用的目标性监测计划?

答 目标性监测主要聚焦于医院高危人群,主要科室有 ICU、心胸外科、肿瘤科;高危人群主要是新生儿、器官移植患者、血液透析患者;特殊操作及设施包括手术、呼吸机、中心静脉置管;特殊病原体如 MRSA、VRE。根据关注对象的不同,可分为关注过程和关注结果两种监测类型。

因此,选择监测的对象和内容时,首先要考虑本院的常见病种和资源优势;其次要考虑监测目标的重要性和必要性;最后选择目标人群。通过循证方法查阅文献,并到临床一线以沟通的方式来确定高危因素,设计调查表并进行监测。

目标性监测一旦开展通常至少要持续两年,具体时间视情况而定。应定期监测数据并反馈,针对高危因素进行干预,并通过再次监测评价干预效果。

3. 如何定位医院感染目标性监测的部门和人群?

答 医院感染目标性监测的部门有 ICU、心胸外科病房、肿瘤病房;人群有新生儿、移植患者、血液透析患者。

4. 医院感染目标性监测的方法有哪几种?

答 根据关注对象的不同,可以分为关注结果的目标性监测和关注过程的目标性监测两种。前者主要有 MRSA 和 VRE 感染监测、呼吸机相关肺炎监测、手术部位感染监测、血液透析患者经血管入口的感染监测、血管导管相关感染监测、医务人员锐器伤监测等。后者主要有乙肝免疫率监测、洗手依从性监测、灭菌合格率监测、隔离执行情况监测、抗生素合理使用监测等。医院感染目标性监测是连续循环的过程，关注结果和关注过程的目标性监测两者不可截然分开。

5. 医院感染目标性监测的方式有哪几种？

答　(1) 优先监测。即以医院感染的相对重要性来确定优先监测内容的方法。相对重要性体现在发病率、病死率、延长的住院时间、额外增加的费用等方面。

(2) 部门监测。对高危部门如ICU、新生儿室、肿瘤病房等进行监测，此法适用于感控人员较少的医院。

(3) 部位监测。集中力量对某一个或某一些部位的医院感染进行监测。此法不需要评价感染的相对重要性，具有较好的灵活性，但缺乏较强的针对性，难以提供本底率，感染流行易被忽视。

(4) 轮转监测。周期性地、有组织地在一个特殊时期监测一个特殊部门，轮流监测全院各个区域。缺点是未检测区域的流行易被忽视。

(5) 暴发监测。应留意医务人员报告的任何不寻常的聚集性的医院感染病例等线索。

(6) 其他监测方法。①有限度的周期性监测。主张每季度进行一次全面综合性监测，其他时间采用目标性监测。②选择性监测。在高危人群和某些感染部位采取连续监测，其他部门和部位采取轮转监测。包括高流行率中的普遍研究、前瞻性研究和低流行率中的回顾性研究。

各种监测方法各有利弊，应根据本院的实际情况采取相应的监测方法。

6. 全面综合性监测与目标性监测各自的优、缺点有哪些？

答　全面综合性监测与目标性监测的优、缺点比较见表2-1。

表2-1　全面综合性监测与目标性监测的优、缺点比较

监测方法	优　点	缺　点
全面综合性监测发病率	能提供全面的资料，包括所有的科室、部门的感染部位及相关因素，能及时发现医院感染的聚集性，了解本底率，早期识别医院感染暴发流行，发现危险因素	涉及面广，劳动强度大，管理目标不确定，资料过多，没有时间分析，干预力度不够，院内比较存在困难，不能发现危险因素
患病率	可周期性开展，节省人力、物力和时间，全院医务人员参与	过高地估计发病率，存在偏倚，不能建立因果关系
目标性监测	适用于有特殊兴趣和资源的医院	得不到全院的本底感染率，不能及时发现感染的聚集和暴发流行
优先检测	优化程序，集中重点问题	无感染本底率，可能遗漏暴发
特殊部位	灵活，可开展出院患者监测	不能得到其他部位的本底率

续表

监测方法	优点	缺点
特殊部门	集中高危病人，工作量较小	不能及时发现感染的聚集
轮转监测	省时省力，各部门均有机会被监测	不能及时发现非监测时段感染的聚集
暴发监测	与各种方法合用时有很大价值	需要有阈值，不能提供本底感染率

7. ICU 医院感染目标性监测的方法是什么？

答 (1) 对象和时间：对象可以是 1 个或多个成人或儿童，时间至少要达到 1 个月。选择这个月开始和这个月每日新入院的患者，部位为全身所有部位，发生感染时填写 ICU 医院感染病例登记表。ICU 医院感染病例登记表见表 2-2。

(2) 感染病例发现方法：同医院感染发病率调查方法。

(3) 资料收集：ICU 类型、监测时间、每日住在患者数、每日新住进患者数、留置导尿管患者数、动静脉插管患者数、使用呼吸机患者数、本月 1 日和下月 1 日在 ICU 的患者数。

(4) 总结：根据 ICU 患者日志形成月总结。ICU 患者日志见表 2-3。

表 2-2 ICU 医院感染病例登记表

监测日期：　年　月　日　　ICU 科别：综合、儿科、内科、外科、其他(指明)
病历号：　　姓名：　　性别：男　女
入 ICU 日期：　年　月　日　　出 ICU 日期：　年　月　日
诊断：1.
　　2.
　　3.
院内感染：是　否　　感染日期：　年　月　日　　感染部位：

危险因素

基础疾病：1. 昏迷　是　否　　2. 慢性肺部疾病　是　否
　　3. 颅脑破损　是　否　　4. 前列腺肥大　是　否
接受手术：是　否　　使用免疫抑制剂：是　否　　支气管镜检查：是　否
气管或鼻插管：是　否　　使用抗酸药：是　否　　有严重基础疾病：是　否
有皮肤破损：是　否　　有远距离感染：是　否　　年龄：　岁
泌尿道插管：是　否　　动静脉插管：是　否　　入住 ICU 发生感染天数：　天
使用呼吸机：是　否　　抗生素使用天数：一联　天，二联　天，三联　天，四联以上　天
病原学检查：是　否　　送检日期：　年　月　日　　送检标本：
检查方法：1. 镜检　2. 培养　3. 血清
病原菌名称：1.
　　2.
　　3.

表 2-3　ICU 患者日志

ICU 科别:综合、儿科、内科、外科、其他(指明)

监测月份：　　年　　月　　　　报道日期：　　年　　月　　日　　　　填表人：

日期	新住进患者数	住在患者数	留置导尿管患者数	动静脉插管患者数	使用呼吸机患者数
1					
2					
3					
4					
5					
6					
7					
8					
9					
10					
11					
12					
13					
14					
15					
16					
17					
18					
19					
20					
21					
22					
23					
24					
25					
26					
27					
28					
29					

续表

日期	新住进患者数	住在患者数	留置导尿管患者数	动静脉插管患者数	使用呼吸机患者数
30					
31					
合计					

(5) ICU 患者临床病情分类标准及分值:见表 2-4。

表 2-4 ICU 患者临床病情分类标准及分值

分类级别	分值	分类标准
A	1 分	只需常规观察,一般 48 h 内转出
B	2 分	病情稳定,但需要预防性观察,不需要加强护理和治疗
C	3 分	病情稳定,但需要加强护理和治疗
D	4 分	病情稳定,需要加强护理和治疗,还需要经常评价和调整治疗方案
E	5 分	病情不稳定,处于昏迷或休克状态,需要心肺复苏或加强护理和治疗,还需要经常评价治疗护理效果

8. 怎样计算和比较各种 ICU 医院感染率?

答 (1) 感染率的计算。

$$\text{病例(例次)感染发病率}=\frac{\text{感染患者(例次)数}}{\text{处在危险中的患者数}}\times 100\%$$

$$\text{患者(例次)日感染发病率}=\frac{\text{感染患者(例次)数}}{\text{患者总住院日数}}\times 1000‰$$

$$\text{泌尿道插管相关泌尿道感染率}=\frac{\text{泌尿道插管患者中泌尿道感染人数}}{\text{同期患者泌尿道插管日数}}\times 1000‰$$

$$\text{动静脉插管相关血液感染率}=\frac{\text{动静脉插管患者中血液感染人数}}{\text{同期患者动静脉插管日数}}\times 1000‰$$

$$\text{使用呼吸机相关肺部感染率}=\frac{\text{使用呼吸机患者中肺部感染人数}}{\text{同期使用呼吸机患者日数}}\times 1000‰$$

(2) 感染率的比较。

① ASIS 调整法:

$$\text{平均病情严重程度(分)}=\frac{\text{每周根据临床病情分类标准评定的患者总分值}}{\text{每周参加评定的 ICU 患者总数}}$$

$$\text{调整患者日感染率(例次)}=\frac{\text{ICU 患者日医院感染发病率}}{\text{平均病情严重程度}}\times 1000‰$$

② ALOS 调整法:

$$\text{平均住 ICU 日数(ALOS)}=\frac{\text{患者住 ICU 的日数}}{\text{同期住在 ICU 的患者总数}}$$

$$调整患者日医院感染发病率=\frac{ICU患者日医院感染发病率}{平均住ICU日数(ALOS)}\times 1000‰$$

由于以上两种调整方法所得结果不同，因此作比较时，应用相同的方法对医院感染发病率进行调整。

(3) 资料比较：各专科 ICU 月总结得出的情况按照不同的百分位进行排列，可以比较出不同 ICU 患者的各类感染情况，以便及时查找原因并采取相应的控制措施。

9. 高危新生儿(HRN)医院感染目标性监测的方法?

答 (1) 对象和时间：将新生儿按体重分为 4 组：大于 2500 g、1501～2500 g、1001～1500 g、小于等于 1000 g。监测时间至少要达到 1 个月。选择这个月开始和这个月每日新入院的患者，部位为全身所有部位，发生感染时填写医院感染病例登记表。表格设计基本同表 2-2，但新生儿体重需特别注明。

(2) 感染病例发现方法：同医院感染发病率调查方法。

(3) 资料收集：①月报表资料。监测时间、HRN 体重组别、不同组别监测月第 1 日和最后 1 日的患者数。②日志资料。监测时间、每日住在患者数、不同体重组别新住进患者数、置脐导管和(或)中心血管导管患者数和使用呼吸机患者数(同时置脐导管和(或)中心血管导管的只计数 1 次)、本月 1 日和下月 1 日在 ICU 的不同体重患者数。

(4) 总结：根据 HRN 患者日志形成月总结。

10. 高危新生儿医院感染率如何计算?

答 (1) 器械使用率：

$$脐导管和(或)中心血管导管使用率=\frac{脐导管和(或)中心血管导管应用日数}{HRN住院日数}\times 1000‰$$

$$呼吸机应用率=\frac{使用呼吸机日数}{HRN住院日数}\times 1000‰$$

$$总器械应用率=\frac{使用器械(血管导管+呼吸机)日数}{HRN住院日数}\times 1000‰$$

(2) 通过住院日数和器械使用日数计算出感染率：

$$不同出生体重HRN日感染率=\frac{不同出生体重感染人数}{不同出生体重HRN住院日数}\times 1000‰$$

$$\begin{aligned}&不同出生体重HRN中心血管相关血流感染率\\&=\frac{不同出生体重中心血管插管HRN血流感染人数}{不同出生体重HRN动静脉插管日数}\times 1000‰\end{aligned}$$

$$\begin{aligned}&不同出生体重呼吸机相关肺炎感染率\\&=\frac{不同出生体重使用呼吸机HRN肺炎感染人数}{不同出生体重HRN使用呼吸机日数}\times 1000‰\end{aligned}$$

其中所得商值乘以 1000 是使每种感染率表达为每 1000 个住院日,中心静脉导管使用日或呼吸机使用日的感染数。

(3) 通过有感染危险因素患者数目计算出感染率:以出生体重类别不同进行分层的感染率可用有感染危险因素的 HRN 数目作分母进行计算。

$$\text{1 个月内某一出生体重组 HRN 总感染率} = \frac{\text{某一出生体重组 HRN 感染总人数}}{\text{该组有感染危险因素的 HRN 数}} \times 100\%$$

其中所得商值乘以 100 是使感染率表达为每 100 个有感染危险因素的 HRN 感染数。特定部位感染率可以某部位感染发生数目作为分子算出,但由于这些感染率未经调整,所以不能用于医院之间的比较。

(4) 平均住院日数:

$$\text{平均住院日数} = d/(c + a/2 - b/2)$$

式中,a 为当月第 1 日 HRN 室 HRN 数;b 为次月第 1 日 HRN 室 HRN 数;c 为当月内入 HRN 室 HRN 数,也就是“新入院”一栏的总和;d 为当月内所有 HRN 住院日数,也就是“住院日数”一栏的总和。

(5) 不同危险因素 HRN 感染率:当需要进行不同组别危险因素 HRN 感染率的比较时,这些组别 HRN 的感染危险系数应相似,比较的目的在于发现其中一组是否存在感染控制方面的问题。

11. 外科手术部位医院感染监测对象和监测内容有哪些?

答 监测对象是被选定监测手术的所有择期和急诊手术患者。

监测内容如下。①基本资料:监测月份、住院号、科室、床号、姓名、年龄、调查日期、疾病诊断、切口类型(清洁切口、清洁-污染切口、污染切口)。②手术资料:手术日期;手术名称;手术腔镜使用情况;危险因素评分标准,包括手术持续时间、手术切口清洁度分类、美国麻醉医师协会(ASA)评分、围手术期抗菌药物使用情况、手术医师。③手术部位感染资料:感染日期与诊断、病原体。

12. 外科手术部位医院感染监测宜采用什么方法?

答 宜采用主动的监测方法,也可专职人员监测与临床医务人员报告相结合;宜住院监测与出院监测相结合。每例监测对象应填写手术部位感染监测登记表。

13. 怎样进行外科手术部位医院感染的危险因素评分?

答 外科手术部位医院感染的危险因素评分参见表 2-5。

表 2-5 危险因素评分标准

危险因素	评分标准	分 值
手术时间/h	≤75 百分位数	0
	>75 百分位数	1

续表

危险因素	评分标准	分值
切口清洁度	清洁、清洁-污染	0
	污染	1
ASA 评分	Ⅰ、Ⅱ	0
	Ⅲ、Ⅳ、Ⅴ	1

14. 什么是 ASA 评分？如何进行评分？

答 根据美国麻醉医师协会（ASA）病情分级，手术患者手术前的美国麻醉医师协会（ASA）评分为Ⅰ级、Ⅱ级者计 0 分，评分为Ⅲ级、Ⅳ级、Ⅴ级者计 1 分。具体见表 2-6。

表 2-6 ASA 评分表

分级	分值	标准
Ⅰ级	1	健康。除局部病变外，无全身性疾病。如全身情况良好的腹股沟疝
Ⅱ级	2	有轻度或中度的全身疾病。如轻度糖尿病和贫血，新生儿和 80 岁以上老年人
Ⅲ级	3	有严重的全身性疾病，日常活动受限，但未丧失工作能力。如重症糖尿病
Ⅳ级	4	有生命危险的严重全身性疾病，已丧失工作能力
Ⅴ级	5	病情危急，属紧急抢救手术。如主动脉瘤破裂等

15. 如何进行外科手术部位医院感染监测资料的计算和分析？

答 （1）手术部位感染发病率。

$$\text{手术部位感染发病率}=\frac{\text{指定时间内某种手术患者的手术部位感染数}}{\text{指定时间内某种手术患者数}}\times 100\%$$

（2）不同危险指数手术部位感染发病率。

$$\text{某危险指数手术部位感染发病率}=\frac{\text{指定手术该危险指数患者的手术部位感染数}}{\text{指定手术某危险指数患者的手术数}}\times 100\%$$

（3）外科医师感染发病专率。

① 某外科医师感染发病专率：

$$\text{某外科医师感染发病专率}=\frac{\text{该医师在该时期的手术部位感染病例数}}{\text{某医师在某时期进行的手术病例数}}\times 100\%$$

② 不同危险指数等级的外科医师感染发病专率：

$$\text{某医师不同危险指数感染发病专率}=\frac{\text{该医师不同危险指数等级患者的手术部位感染例数}}{\text{某医师不同危险指数等级患者手术例数}}\times 100\%$$

③平均危险指数：

$$平均危险指数=\frac{\sum(危险指数等级\times手术例数)}{手术例数总和}$$

④ 医师调正感染发病专率：

$$医师调正感染发病专率=\frac{某医师的感染专率}{某医师的平均危险指数等级}$$

⑤ 总结和反馈：结合历史同期资料进行总结、分析，提出监测中发现的问题，报告医院感染管理委员会，并向临床科室反馈监测结果和建议。

16. 如何进行细菌耐药性监测?

答 (1) 资料来源：主要来自于检验科微生物室的标本检验结果，也可以来自于耐药专题的检测结果。

(2) 调查方法：可以使用病原体及细菌耐药性监测个案表(表 2-7)，也可直接使用药敏报告单。

表 2-7 细菌耐药性监测个案表

患者编号＿＿＿＿ 姓 名＿＿＿＿ 性 别＿＿＿＿ 年 龄＿＿＿＿

科 室＿＿＿＿ 感染部位＿＿＿＿ 标本名称＿＿＿＿

病原体 1＿＿＿＿ 病原体 2＿＿＿＿ 病原体 3＿＿＿＿

抗菌药物	病原体 1	病原体 2	病原体 3
1			
2			
3			
4			
5			
6			
7			
8			
9			

(3) 监测内容：主要包括感染部位、病原体分布、病原体对抗菌药物的敏感性(或耐药性)。定性指标有耐药(R)、中度敏感(I)和敏感(S)；定量指标有最低抑菌浓度(MIC)、最低杀菌浓度(MBC)。重点监测耐甲氧西林金黄色葡萄球菌(MRSA)、耐万古霉素肠球菌(VRE)、耐三代头孢的革兰阴性细菌。

(4) 总结与分析：计算各部位或标本或所有部位的病原体构成比，了解本单位不同部位的病原体构成并观测其变迁。通过细菌耐药性百分率的计算和每日对培养结果的动态观察，可以了解本单位医院感染病原体的耐药性及变化，为发现耐药菌流行提供重要的信息，并向临床反馈。

第二十二章　医院感染病例监测

1. 如何进行发病率调查？

答　(1) 设计医院感染病例调查表，参照表 2-8。

表 2-8　医院感染病例调查登记表

医院编号＿＿＿＿＿＿　　登记日期　　年　　月　　日　　调查者＿＿＿＿＿＿

感染患者编号＿＿＿＿＿＿　　入院日期　　年　　月　　日
病历号＿＿＿＿＿＿　　出院日期　　年　　月　　日
姓　名＿＿＿＿＿＿　　住院＿＿＿＿＿＿天
性　别　1 男　　2 女　□　　出院诊断：1. ＿＿＿＿＿＿
年　龄＿＿＿＿＿＿岁　□□　　2. ＿＿＿＿＿＿
预　后　1 治愈　　2 好转　□　　3. ＿＿＿＿＿＿
3 无变化或恶化
4 死亡　　与死亡的关系：1 直接　2 间接　3 无关　□

科　室　10 内科：11 呼吸组　12 消化组　13 心血管组　14 内分泌组　15 肾病组
16 传染病组　17 血液病组　18 其他组　□□
20 外科：21 普外科　22 胸外科(心血管外科)　23 神经外科(脑外科)　24 骨科
25 烧伤外科　26 泌尿外科　27 其他科　□□
30 妇科：＿＿＿＿＿＿　□□　　50 产科：＿＿＿＿＿＿　□□
40 儿科：＿＿＿＿＿＿　□□　　60 五官科：＿＿＿＿＿＿　□□
70 其他科：＿＿＿＿＿＿　□□
感染日期：＿＿年＿＿月＿＿日　□□□□□□
感染部位：1 泌尿道　2 下呼吸道　3 胃肠道　4 手术切口　5 皮肤与软组织　6 血液　7 其他　□

感染有关因素调查
ICU：　1 是　　2 否　□　　ICU 科别：1 内科　2 外科　3 妇产科
手术：　1 是　　2 否　□　　4 儿科　5 混合型　□
手术时间：＿＿小时＿＿分　　感染日期：＿＿年＿＿月＿＿日
伤口类型：1 清洁　2 清洁-污染　3 污染　　手术医生：＿＿＿＿＿＿
4 未手术　□　　急诊手术：1 是　　2 否　□
气管内全麻：1 是　　2 否　□　　使用呼吸机：1 是　　2 否　□
泌尿道插管：1 是　　2 否　□　　动静脉插管：1 是　　2 否　□

续表

病原学检查方法： 1 直接镜检 2 培养 3 血清学检查 □

标本名称__________

送检日期：_____年____月____日 病原学种类：1 细菌 2 病毒 3 真菌 4 其他 □

病原菌抗生素药敏试验：1 是 2 否 □

病原菌名称	青霉素	红霉素	新青I	庆大霉素	链霉素	氯霉素	氨苄青霉素	羧苄青霉素	丁胺卡那	多黏菌素	氧哌嗪青霉素	头孢哌酮	头孢唑林	卡那霉素	万古霉素	

敏感 S 中度敏感 M 耐药 R

(2) 医院感染病例调查方式。

① 前瞻性调查：是一种主动的监测方式，由感控专职人员对在院患者或术后出院患者的医院感染发生情况进行定期、持续地跟踪观察和记录，及时发现问题，定期总结、反馈。该法可早期识别感染聚集和流行，并能采取积极主动措施干预和控制。

② 回顾性调查：是一种被动的监测方式，由感控专职人员定期查阅出院病历来发现医院感染发生病例，该调查也能发现感染病例的聚集和流行，但不能采取积极主动措施来干预和控制，可以为今后的感染控制提供方向，能修正和补充感染诊断，提高感染病例和部位的诊断准确率，减少漏报和错报。

(3) 医院感染病例调查工作程序如下。

① 病房医生发现医院感染病例后，及时填写医院感染病例调查登记表上报至感染控制办公室，专职人员根据报告线索查阅病历和检查患者，根据医院感染诊断标准判断是否为医院感染，对诊断证据不足者，通过与医生交流提出完善相关检查的建议，并追踪可疑病例及各项检查结果以提高感染诊断的准确率。

② 询问科室其他医生有无医院感染病例，提醒他们及时上报。

③ 询问办公班护士或查阅体温记录及护理记录单，寻找医院感染病例线索。

④ 查阅病历的方法：先看三测单，若有发热，根据起止时间查阅病程记录，了解发热原因，根据检测结果判断是否为医院感染；三测单若无异常，查看医嘱单，了解抗菌药物应用情况和诊疗操作情况，然后翻阅病程记录，了解抗菌药物应用目的和患者症状体征，根据血、尿、粪化验结果判断是否为医院感染。

⑤ 对在病房调查过程中未完善或出院的病例，专职人员还要到病案室查阅出院病历，对感染病例资料进行完善、补充和修正感染诊断。

2. 如何进行现患率调查?

答　(1) 调查前的准备工作。

全国医院感染监控管理培训基地通知各省、直辖市、自治区医院感染管理质量控制中心以及各参加调查的医院。各医院的医院感染管理部门向主管院长或医院感染管理委员会主任汇报。在主管院长或医院感染管理委员会主任的指导下开展调查，医务部门协助该调查的组织工作。各参加调查医院在调查开始前 4～7 天,向各个科室发出通知,说明调查目的,要求各科室对住院患者完善各项与感染性疾病诊断有关的检查。

(2) 调查方法。

① 人员与分工。管理医院感染的科室负责整个调查的实施工作。至少每 50 张床位配备 1 名调查人员,调查人员由医院感染控制专职人员和各病区主治及以上医师组成。3～4 名调查人员为一组,所有临床调查人员随机分配到每一小组,由医院感染控制专职人员任组长(医院感染控制专职人员不够,可将临床科室的调查分批进行,每个科室只查一天),每组负责调查 3～4 个病房。每个调查小组随机分配调查区域,调查前统一培训。

② 采用现患率调查的方法。现患率是指在一定时期内,处于一定危险人群中实际感染病例(包括以往发病至调查时尚未愈的旧病例)的百分率。计算方法为

$$医院感染现患率=\frac{同期存在的新旧医院感染病例(例次)数}{观察期间调查患者数}\times 100\%$$

医院感染与社区感染应分开计算,均仅指调查的时段内存在的感染。

(3) 调查程序。

① 调查人员首先获取该病房住院总人数及名单,包括调查日的出院患者,但不包括该日的新入院患者;分次调查的单位以此类推;应查人数=调查日在院总人数－该日新入院患者数+该日已出院患者数(实际计算时还应考虑到临床科室调查的当天的出入院人数)。

② 每个调查组中选出一人(最好是医院感染控制医师或内科医师)到患者床旁以询问和体检的方式进行调查,每一患者用时至少 3 min,主要询问常见感染症状,如畏寒、发热、咳嗽、咽痛、咳痰、腹痛、腹泻、尿频、尿急、尿痛、局部红肿、伤(切)口流脓等,以及必要的体查。

③ 其余人员按名单逐一查看在架病历。

④ 每一调查对象均应进行调查并填写调查表格;由于各种原因未调查的对象,可由专职人员补充调查。调查表由调查人员填写,注意追踪病原学检查结果。

⑤ 床旁调查结果应与病历调查结果相结合,按诊断标准确定是否为感染,再确定是医院感染还是社区感染。如有诊断疑问,小组讨论后,组长确定。抗菌药物使用目的不明确者,可询问病房主管医生。

调查时注意体温记录、抗菌药物使用原因、入院诊断、实验室报告(尤其是病原学报告)、病理学检查结果。着重注意住院时间长、病情严重、免疫力下降和接受侵入性操作的患者,床旁调查人员应注意询问方法与技巧。

⑥ 医院感染控制专职人员检查每一调查表是否填写完全,调查统一使用全国医院感染横断面调查数据网络处理系统(2010 版)进行处理、报告。该数据处理系统可在 http://oa.yygr.cn 网站免费注册后使用。各参加调查单位需首先确定一名注册管理员,注册管理员需由全国医院感染监测网审核(2 个工作日内审核完毕),本单位其他录入人员的注册需经注册管理员审核通过后使用。为保证资料安全,注册管理员需认真审核。具体注册方法,请参看网站的帮助文件。

⑦ 所有资料完全录入数据系统,报全国医院感染监控管理培训基地。计算实查率:

$$实查率=\frac{某病房实际调查患者数}{某病房应查患者数}\times 100\%$$

实查率不得低于 96%。

(4) 调查人员的培训。

调查人员的培训工作在各参加调查的医院中进行,所有参加调查的人员均应统一培训。

调查前 1~2 天开始培训,培训期为 1~2 天。

培训内容为诊断标准、调查方法、调查表项目填写说明。个案登记表及项目说明见表 2-9,床旁调查表见表 2-10。

表 2-9 全国医院感染横断面调查个案登记表

一、一般情况

患者编号______ 科室______ 床号______ 病历号______

姓名______ 性别 男 女 年龄______ (岁 月 天)

诊断______

手术 是( ) 否( ) 切口类型 Ⅰ类( )Ⅱ类( )Ⅲ类( )

二、感染情况(包括医院感染与社区感染)

感染 存在( ) 不存在( ) 感染分类 医院感染( ) 社区感染( )

医院感染部位: 病原体:

(1) ______ (1) ______、______、______

(2) ______ (2) ______、______、______

(3) ______ (3) ______、______、______

手术后肺炎 存在( ) 不存在( )(仅指调查时段内)

社区感染部位: 病原体:

(1) ______ (1) ______、______、______

(2) ______ (2) ______、______、______

(3) ______ (3) ______、______、______

续表

细菌耐药情况

金黄色葡萄球菌	苯唑西林(耐药)(敏感)(未做);头孢西丁(耐药)(敏感)(未做)
凝固酶阴性葡萄球菌	苯唑西林(耐药)(敏感)(未做);头孢西丁(耐药)(敏感)(未做)
粪肠球菌	氨苄西林(耐药)(敏感)(未做);万古霉素(耐药)(敏感)(未做)
屎肠球菌	氨苄西林(耐药)(敏感)(未做);万古霉素(耐药)(敏感)(未做)
肺炎链球菌	青霉素(耐药)(敏感)(未做)
大肠埃希菌	头孢他啶(耐药)(敏感)(未做);亚胺培南(耐药)(敏感)(未做); 左氧氟沙星(耐药)(敏感)(未做)
肺炎克雷伯菌	头孢他啶(耐药)(敏感)(未做);亚胺培南(耐药)(敏感)(未做); 左氧氟沙星(耐药)(敏感)(未做)
铜绿假单胞菌	环丙沙星(耐药)(敏感)(未做);哌拉西林/他唑巴坦(耐药)(敏感)(未做); 亚胺培南(耐药)(敏感)(未做);头孢他啶(耐药)(敏感)(未做); 头孢吡肟(耐药)(敏感)(未做);阿米卡星(耐药)(敏感)(未做)
鲍曼不动杆菌	亚胺培南(耐药)、(未做);头孢哌酮/舒巴坦(耐药)、(未做)

三、抗菌药物使用情况(仅指调查日抗菌药物的使用情况)

抗菌药物使用　　是(　　)　　否(　　)

目的　　治疗用药(　　)　　预防用药(　　)　　治疗＋预防(　　)

联用　　一联(　　)　　二联(　　)　　三联(　　)　　四联及以上(　　)

治疗用药已送细菌培养　　是(　　)　　否(　　)

调查者________　调查日期________年________月________日

注:医院感染横断面调查个案登记表项目填写说明

(1) 医院感染的定义:医院感染又称医院内获得性感染,即指患者在入院时既不存在、亦不处于潜伏期,而在医院内发生的感染,包括在医院获得而于出院后发病的感染。

社区感染的定义:患者入院时已经存在或处于潜伏期的感染。本次调查社区病毒性肝炎不统计在社区感染中。

手术:患者在手术室接受外科医师至少在其皮肤或黏膜上做一个切口,包括腹腔镜,并在患者离开手术室前缝合切口。

手术后肺炎:患者发生在手术后符合医院感染肺炎诊断标准的肺炎。

(2) 编号由各医院调查负责人员决定,可由系统自动生成或在录入系统前统一编写。

(3) 科室:可写入本院科室名,也可写入下列标准科室名。在录入系统时科室的录入请按照网站的帮助文件执行。

呼吸科　消化科　心血管科　内分泌科　肾病内科　血液科　传染科

神经内科　中医科　普外科　骨科　泌尿外科　神经外科　胸外科

烧伤科　肿瘤科　妇科　产科　儿科　耳鼻喉科　眼科　口腔科

综合 ICU(各专科 ICU 列入各专科统计)

(4) 诊断:填写患者当前诊断。

(5) 手术:调查对象在入院后的手术,都填是。

(6) 切口分类。

续表

Ⅰ类切口：清洁切口，手术切口不涉及呼吸道、消化道、泌尿生殖道、口咽部，无创伤、无感染、无炎症以及闭合性创伤手术符合上述条件者。

Ⅱ类切口：清洁-污染切口，手术涉及呼吸道、消化道、泌尿生殖道，但无明显污染，泌尿生殖道手术时尿培养阴性，肝胆手术时胆汁培养阴性。例如，无感染且顺利完成的胆道、阑尾、阴道、口咽部手术属于此类。

Ⅲ类切口：污染切口，开放的新鲜切口，术中无菌技术有明显缺陷（如开胸心脏按压）者，涉及泌尿生殖道且有尿培养阳性的手术，胆汁培养阳性的胆道手术，胃肠道内容物有明显溢出污染的手术；有坏死组织、异物、排泄物污染的切口，脏器穿孔，急性细菌性化脓性炎症。

(7) 感染包括医院感染与社区感染。

无论社区感染还是医院感染，包括手术后肺炎，“存在”包括：①调查日新发生的感染；②过去发生的感染，在调查日该感染仍未痊愈的患者或部位。“不存在”：①过去发生的感染，在调查日已经痊愈的患者或部位；②没有感染的患者。

如调查分次完成，则“存在”和“不存在”指各科室相应调查日期内是否存在感染的状态（包括医院感染与社区感染）。

(8) 感染部位：医院感染部位和社区感染部位都按下列分类标准填写；汇总时归类如下。

上呼吸道，下呼吸道，泌尿道，胃肠道（包括感染性腹泻，食道、胃、大小肠、直肠感染，抗生素相关性腹泻），腹腔内组织（包括腹膜炎、腹腔积液感染），表浅切口，深部切口，器官腔隙，血管相关，血液（菌血症、败血症），皮肤软组织（包括皮肤感染、软组织感染、压疮感染、乳腺脓肿或乳腺感染、脐炎、新生儿脓疱病、烧伤部位感染），其他〔胸膜腔感染，病毒性肝炎（仅指医院感染），细菌性脑膜炎，输血相关感染，非手术后颅内脓肿，无脑膜炎的椎管内感染，心血管系统感染，骨、关节感染，生殖道感染，口腔感染以及以上未包括的感染〕。

如为下呼吸道感染，需判断是否为手术后肺炎。

(9) 病原体：感染部位的病原体。一个感染部位若为混合感染，则有多个病原体。在感染部位的病原体中特别注意金黄色葡萄球菌、凝固酶阴性葡萄球菌、粪肠球菌、屎肠球菌、肺炎链球菌、大肠埃希菌、肺炎克雷伯菌、铜绿假单胞菌、鲍曼不动杆菌等细菌。

(10) 细菌耐药情况：感染部位细菌药敏结果，如耐药（包括药敏结果为中介者）的在“耐药”上划“√”，敏感的则在“敏感”上划“√”，未做调查中所列抗菌药物的在“未做”上划“√”。

(11) 抗菌药物使用情况：相应调查日（分次调查的单位，注意各科相应的调查日是不同的）的抗菌药物的使用情况，调查日之前的不计。不包括：抗结核治疗药物；抗菌药物的雾化吸入；抗病毒药物，如无环鸟苷、病毒唑等；眼科（抗菌药物滴眼）、耳鼻喉科（耳、鼻的滴药）、烧伤科（烧伤部位抗菌药物覆盖）等局部用药；抗真菌药物。

(12) 目的：单纯用于治疗者归为“治疗用药”，单纯用于预防者归为“预防用药”，若两者兼有则归为“预防＋治疗”。不能确定者，可询问病室主管医生。

(13) 联用：调查当日使用不同抗菌药物的数目。

(14) 细菌培养：凡治疗用药者（包括预防＋治疗用药者）均必须注明是否送细菌培养。单纯预防用药和未用抗菌药物者不必填写。

(15) 调查注意事项：

① 注意调查过的患者是否存在转科情况，已经调查过的患者不要重复调查。

② 每一调查对象均需填写个案调查表。

续表

③ 细菌培养只需将治疗用药者(包括预防＋治疗用药者)注明是否送细菌培养，单纯预防用药和未用抗菌药物者不得计入其中，即细菌培养做和未做的合计数应等于抗菌药物使用人数减去单纯预防用药人数。 ④ 所有数据均统一使用全国医院感染横断面调查数据处理系统(2010 版)进行处理、报告。该数据处理系统可在 http://oa.yygr.cn 网站免费注册后使用。

表 2-10　医院感染横断面调查床旁调查表

病室________　应查患者数________　实查患者数________

患者姓名	感染分类	感染部位	患者姓名	感染分类	感染部位

注：应查人数是指调查日该病房的住院人数，包括当日出院人数，不包括当日入院人数；实查人数是指实际调查到的人数；感染分类是指医院感染或社区感染。

3. 如何进行漏报率调查?

答 (1) 调查目的和方法。

漏报率调查主要是对发病率调查工作状况的回顾,可以针对临床医生的漏报和专职人员的漏报来开展。具体做法如下。

① 设计医院感染漏报调查登记表,参照表 2-11。

表 2-11 医院感染漏报调查登记表

调查日期 ________年________月

病室	病例号	姓名	性别	感染部位	病原菌检测结果	药敏结果	易感因素	侵入性操作

感染部位:A. 上呼吸道;B. 下呼吸道;C. 胃肠道;D. 手术切口;E. 泌尿道;F. 血液;G. 皮肤软组织;H. 其他。

易感因素:A. 糖尿病;B. 免疫抑制剂;C. 化疗;D. 放疗;E. 糖皮质激素;F. 营养不良;G. ICU;H. 白细胞计数小于 150×10^9/L;I. 其他。

侵入性操作:A. 泌尿道插管;B. 动静脉插管;C. 气管插管;D. 气管切开;E. 血液/腹膜透析;F. 内镜;G. 脑室引流;H. 腹腔引流;I. 其他。

② 临床漏报调查:专职人员对某一病区的医院感染病例进行调查时,对临床医生报告的病例进行核实,并根据三测单、抗菌药物应用情况、侵入性操作情况、微生物检验结果等对病房内病例进行查阅和床旁询问,根据医院感染诊断标准每月登记一次,专职人员登记的病例减去临床医生报告的病例即为临床漏报病例数。

③ 专职人员漏报调查:确定调查月份后,对该月所有的出院病历进行回顾性调查,检查是否有医院感染发生。查阅病历的方法同发病率调查的方法。对所有医院感染病例进行登记,然后与该月上报的病例进行核对,没有上报的病例即为专职人员漏报病例。

(2) 调查注意事项。

调查月的出院病历是指上月最后一日的住院患者加上本月第一日到最后一日每日新入院的患者的出院病历。调查病历登记只针对调查月时间段内发生的医院感染病例。

专职人员在前瞻性调查时已发生、登记的医院感染病例,出院病历中无记录,仍应计算为医院感染病例,并应督促临床医生如实客观地记录患者情况。

对于出院病例查询中所得感染诊断与前瞻性调查登记的诊断不符时,应根据相关的临床体征及实验室结果进行修正。

(3) 漏报率的计算:

$$漏报率=\frac{漏报病例数}{已报病例数+漏报病例数}\times 100\%$$

根据漏报率，可以估计实际发病率：

$$实际发病率=\frac{报告发病率}{1-漏报率}\times 100\%$$

4. 如何进行感染病例资料汇总？

答　(1) 常用统计指标。

① 发病率：在一定的时间内，处于一定危险人群中的新发病例的频率。

$$医院感染发病(例次)率=\frac{同期新发生医院感染病例(例次)数}{观察期间危险人群人数}\times 100\%$$

② 现患率：在一定的时间内，处于一定危险人群中的实际病例的频率。

$$医院感染现患率=\frac{同期存在的新旧医院感染病例(例次)数}{观察期间调查患者数}\times 100\%$$

③ 罹患率：一种特殊的发病率，以百分率来表示，多用于医院感染暴发、流行的统计。

$$罹患率=\frac{观察期间新的医院感染病例(例次)数}{观察期间暴露危险人群人数}\times 100\%$$

④ 构成比：说明某一事物内部各组成部分所占的百分比或分布，常以百分数表示。

$$构成比=\frac{某一组成部分的观察单位数}{同一事物各组成部分的观察单位总数}\times 100\%$$

⑤ 百分位数：一种位置指标，常用 P_X 表示，是将 n 个观察值从小到大依次排列，再把它们的位次转换成百分位，常用来确定参考值范围。

(2) 感染资料的汇总。

通过分析感染监测资料，采用合适的表达方式可以直观地看出整个地区或单位医院感染总的情况，比较各科室感染例次发病率，比较不同科室相同感染部位的发病率，计算同一科室不同感染部位的构成比，还能及时发现感染暴发、流行。

(3) 感染资料的报告与反馈。

每月将监测发现的问题进行总结，写成报告，向有关领导或部门反馈。有特殊情况如医院感染流行与暴发时及时向有关部门报告。

第二十三章 医院环境卫生学及消毒药械效能监测

1. 血液净化感染控制标准操作规程是什么?

答 建立防治交叉感染,特别是病毒性乙型肝炎和丙型肝炎等感染性疾病在血液透析患者中传播的标准化操作规程,达到预防和控制血液净化室(中心)感染性疾病传播的目的。

(1) 血液净化室(中心)感染控制基本设施要求。

① 血液净化室(中心)的结构和布局可参见中华人民共和国卫生部发布的《血液净化标准操作规程(2010 版)》中第一篇(血液净化室(中心)管理标准操作规程)第一章(血液透析(滤过等)管理标准操作规程)第二节(血液净化室(中心)结构布局)的内容。

② 应在血液透析治疗区域内设置医务人员手卫生设备,包括水池、非接触式水龙头、消毒洗手液、速干手消毒剂、干手物品或设备。

③ 应配备足够的工作人员个人防护装备,如手套、口罩、工作服等。

④ 乙型肝炎和丙型肝炎患者必须分区分机进行隔离透析,感染病区的机器不能用于非感染病患者的治疗,应配备感染患者专门的透析操作用品车。

⑤ 护理人员应相对固定,护理乙肝和丙肝患者的护理人员不能同时照顾乙肝和丙肝阴性的患者。

⑥ 感染患者使用的物品和设备如病历、血压计、听诊器、治疗车、机器等应有标识。

⑦ 建议 HIV 阳性患者到指定的医院透析或转腹膜透析。

(2) 治疗前的准备。

① 对于第一次透析的患者或由其他中心转入的患者必须在治疗前进行乙肝、丙肝、梅毒及艾滋病感染的相关检查。对于 HBV 抗原阳性患者应进一步行 HBV-DNA 及肝功能指标的检测;对于 HCV 抗体阳性的患者,应进一步行 HCV-RNA 及肝功能指标的检测。保留原始记录,登记患者检查结果。

② 告知患者血液透析可能带来血源性传染性疾病,要求患者遵守血液净化室(中心)有关传染病控制的相关规定如消毒隔离、定期监测等,并签署透析治疗知情同意书,透析器复用患者应同时签署透析器复用知情同意书。

③ 建立患者档案,在排班表、病历及相关文件中对乙肝和丙肝等传染病患者做明确标识。

(3) 工作人员着装及个人防护装备的穿戴。

① 工作人员从专门的工作人员通道进入血液净化室(中心)。在更衣室更换干

净整洁的工作服。

② 进入工作区，应先洗手，按工作要求穿戴个人防护装备，如手套、口罩、工作服等。

③ 工作人员在操作中应严格遵循手卫生的要求，穿戴个人防护装备。

④ 处理医疗污物或医疗废物时要戴手套，处理以后要洗手。

⑤ 处理复用透析器的工作人员应戴好手套、围裙、面罩和护目镜。

(4) 工作人员手卫生。

工作人员在操作中应严格遵守中华人民共和国卫生部 2009 年颁发的有关医务人员手卫生规范。在透析操作中做到以下几点。

① 工作人员在接触患者前后应洗手或用快速手消毒剂擦手。

② 工作人员在接触患者或透析单元内可能被污染的物体表面时应戴手套，离开透析单元时，应脱下手套。

③ 工作人员在进行以下操作前后应洗手或用快速手消毒剂擦手，操作时应戴口罩和手套：深静脉插管、静脉穿刺、注射药物、抽血、处理血标本、处理插管及通路部位、处理伤口、处理或清洗透析机。

④ 在接触不同患者、进入不同治疗单元、清洗不同机器时应洗手或用快速手消毒剂擦手并更换手套。

⑤ 以下情况应强调洗手或用快速手消毒剂擦手：脱去个人防护装备后；开始操作前或结束操作后；从同一患者污染部位移动到清洁部位时；接触患者黏膜、破损皮肤及伤口前后；接触患者血液、体液、分泌物、排泄物、伤口敷料后；触摸被污染的物品后。

(5) 治疗物品转运。

① 护士按治疗需要在治疗室(透析准备间)准备治疗物品，并将所需物品放入治疗车，带入治疗单元的物品应为治疗必须且符合清洁或消毒要求。

② 治疗车不能在传染病区和非传染病区交叉使用。

③ 不能将传染病区患者的物品带入非传染病区。

④ 不能用同一注射器向不同的患者注射肝素或对深静脉置管进行肝素封管。

(6) 透析机消毒。

① 透析机外部消毒。每次透析结束后，如没有肉眼可见的污染时应对透析机外部进行初步的消毒，采用 500 mg/L 含氯消毒剂或其他有效消毒剂擦拭消毒。如果血液污染到透析机，应立即用含 1500 mg/L 含氯消毒剂的一次性布擦拭掉血迹后，再用 500 mg/L 含氯消毒剂擦拭消毒透析机外部。

② 透析机内部消毒。每次透析结束时应按照透析机使用说明书的要求对机器内部管路进行消毒。消毒方法参照透析机使用说明书进行。透析时如发生破膜，动、静脉传感器保护罩渗漏，在透析结束时应立即对机器进行消毒，消毒后的机器方可再

次使用。

(7) 透析消耗品使用消毒处理。

① 严格执行国家食品药品监督管理局(SFDA)关于一次性使用物品的相关制度。只有经国家食品药品监督管理局批准的可复用透析器/血滤器才可重复使用,复用必须遵照卫生部制定的《血液透析器复用操作规范》进行操作。

② 透析器管路和穿刺针不能复用。

③ 乙肝患者、丙肝患者、HIV及梅毒感染患者不得复用透析器/血滤器。

④ 透析器/血滤器复用的具体操作规程参照"透析器复用及质量控制"内容。

⑤ 一次性物品用于一个患者后应按医疗废物处理要求处理。

(8) 空气和物体表面消毒。

参照"血液透析中心感染控制的管理要求"的内容。

(9) 医疗污物及废物处理。

参照"血液透析中心感染控制的管理要求"的内容。

(10) 感染控制监测。

① 透析治疗室物体表面和空气监测:每月对透析治疗室空气、物体表面、机器表面及部分医务人员的手进行病原微生物的培养监测,保留原始记录,建立登记表。

② 透析患者传染病病原微生物监测:

A. 对于第一次透析的新入患者或由其他中心转入的患者必须在治疗前进行乙肝、丙肝、梅毒及艾滋病感染的相关检查。对于HBV抗原阳性患者应进一步行HBV-DNA及肝功能指标的检测,对于HCV抗体阳性的患者,应进一步行HCV-RNA及肝功能指标的检测。保留原始记录,登记患者检查结果。

B. 对长期透析的患者应该至少每6个月检查乙肝、丙肝病毒标志物一次;保留原始记录并登记。

C. 对于血液透析患者存在不能解释的肝脏转氨酶异常升高时应进行HBV-DNA和HCV-RNA定量检查。

D. 如有患者在透析过程中出现乙肝、丙肝阳性,应立即对密切接触者进行乙肝、丙肝标志物检测。

E. 对于怀疑可能感染乙肝或丙肝的患者,如病毒检测阴性,其后1～3月应重复检测病毒标志物。

③ 建议对乙肝表面抗体阴性者进行乙肝疫苗接种。

(11) 医务人员感染监测及防范。

① 工作人员应掌握和遵循血液净化室(中心)感染控制制度和规范。

② 对血液净化中心工作人员应定期进行乙肝和丙肝标志物监测。对于乙肝阴性的工作人员建议注射乙肝疫苗。

③ 工作人员遇针刺伤后，应进行应急处理并填写《医务人员职业暴露登记表》，交医院感染管理办公室备案。

紧急处理办法：轻轻挤压伤口，尽可能挤出损伤处的血液，再用流水冲洗（黏膜用生理盐水反复冲洗），然后用消毒液（如 75%酒精）进行消毒并包扎伤口。

被 HBV 或 HCV 阳性患者血液、体液污染的锐器刺伤，建议在 24 h 内注射乙肝免疫高价球蛋白，同时进行血液乙肝标志物检查，阴性者于其后 1～3 月再检查，仍为阴性可给予皮下注射乙肝疫苗。

(12) 传染病报告。

血液净化室（中心）发现新发的乙型肝炎、丙型肝炎或其他传染病应按照国家有关传染病报告制度报告相关部门。

2. 如何进行透析水处理系统及水质量控制的监测？

答　目前透析水处理系统分为两类，一类为直供式反渗透析水处理系统，另一类为非直供式反渗透析水处理系统。透析水处理系统的消毒方法、消毒程序、每小时产水量等与生产厂家机器的型号有关。

(1) 水处理系统的运行与保养。

① 水处理间应保持干燥，水、电分开。每半年应对水处理系统进行技术参数校对，此项工作由生产厂家或本单位科室专职工程技术人员完成。

② 水处理设备应有国家食品药品监督管理局颁发的注册证、生产许可证等。每台水处理设备应建立独立的工作档案，记录水处理设备的运行状态，包括设备使用的反渗水产水量、水电导率和各工作点的压力范围等。

③ 水处理设备的滤砂、活性炭、树脂、反渗透膜等需按照生产厂家要求或根据水质检测结果进行更换。

④ 每天应对水处理设备进行维护与保养，确保安全范围，保证透析供水。

⑤ 做好维护保养记录。

(2) 透析用水的水质监控。

① 纯水的 pH 值应维持在 5～7 的正常范围。

② 应每月进行一次细菌培养，要求细菌数少于 200 cfu/mL；采样部位为反渗水输水管路的末端。

③ 至少每 3 个月进行一次内毒素检测，要求内毒素计数少于 2 EU/mL；采样部位同上。

④ 至少每年测定一次化学污染物情况，至少每周进行一次软水硬度及游离氯检测，透析用水必须符合中华人民共和国医药业标准《血液透析和相关治疗用水》(YYO 572—2005)的要求，并参考 2008 年 AAMI 标准（表 2-12）。

表 2-12 血液透析用水允许的化学污染物的最大浓度

污染物	允许的化学污染物的最大浓度
钙	2(0.1 mEq/L)
镁	4(0.3 mEq/L)
钠	70(3.0 mEq/L)
钾	8(0.2 mEq/L)
氟	0.2(mg/L)
氯(自由态)	0.5(mg/L)
氯胺	0.1(mg/L)
硝酸盐	2.0(mg/L)
硫酸盐	100.0(mg/L)
铜	0.1(mg/L)
钡	0.1(mg/L)
锌	0.1(mg/L)
铝	0.01(mg/L)
砷	0.005(mg/L)
铅	0.005(mg/L)
银	0.005(mg/L)
镉	0.001(mg/L)
铬	0.014(mg/L)
硒	0.09(mg/L)
汞	0.0002(mg/L)
锑	0.006(mg/L)
铍	0.0004(mg/L)
铊	0.002(mg/L)

3. 如何进行透析器/滤器的复用监测?

答 透析器/滤器的重复使用涉及医务人员的培训、复用设备和复用消毒程序、复用用水要求、复用室环境安全要求、复用质量检测、复用使用程序等条件。

(1) 透析器/滤器复用原则。

① 复用的透析器/滤器必须有国家食品药品监督管理局颁发的注册证、生产许可证等,并明确标明为可复用的透析器和滤器。

② 需复用的透析器/滤器下机后必须及时处理。

③ 透析器/滤器是否复用由主管医师决定,医疗单位应对规范复用透析器和滤

器行为负责。

④ 主管医师要告知患者复用可能产生的风险，患者签署“透析器/滤器复用知情同意书”。

⑤ 乙型肝炎病毒抗原、丙型肝炎病毒抗体标志物阳性的患者，以及艾滋病病毒携带者或艾滋病患者禁止复用。对可能通过血液传播的传染病患者不能复用。

⑥ 对复用过程中使用的消毒剂过敏的患者不能复用。

(2) 复用透析器/滤器的人员培训。

从事透析器/滤器复用的人员必须是护士、护士助理或技术人员。复用人员经过培训，能正确掌握有关操作程序。血液透析治疗单位负责人对复用人员的技术资格负责。

(3) 复用消毒程序。

① 复用条件：应具备专用复用室，内设反渗水接口、全自动或半自动复用机、复用透析器及滤器储存柜。

② 复用室环境与安全要求：

A. 环境要求：应保持清洁卫生，通风良好，并具备排气、排水设施。

B. 储存区：复用与储存应分区。

C. 复用操作人员防护：在复用过程中操作者应穿戴防护手套和防护衣，应遵守感染控制规范，须佩戴眼罩及口罩。

(4) 全自动复用机操作程序。

操作程序应按照厂家产品说明书进行。具体要求如下。

① 血液透析单位须设立透析器/滤器复用手册，内容包括复用的相关规定、复用程序、复用记录等。

② 透析器/滤器首次复用前应贴上透析器/滤器复用标签，内容包括：姓名、性别、年龄、住院号或门诊号、透析器型号、复用日期、复用次数、操作人员姓名或编号。

(5) 半自动复用程序。

① 透析器/滤器首次复用前应贴上透析器/滤器复用标签。内容同上。

② 检测。同全自动复用机操作程序。

(6) 复用后检测。

① 外观检查：标签字迹清楚，牢固贴附于透析器上；透析器外观正常，无结构损坏和堵塞，端口封闭良好、无泄漏；存储时间在规定期限内。

② 性能检测：

A. 容量检测：透析器容量至少应是原有初始容量的 80%。

B. 压力检测：维持透析器血室 250 mmHg 正压 30 s，压力下降低于 0.83 mmHg/s；对高通量膜，压力下降低于 1.25 mmHg/s。

③ 消毒剂残余量检测：可根据消毒剂产品的要求，采用相应的方法检测透析器

消毒剂残余量，确保符合标准。残余消毒剂浓度要求如下：福尔马林的浓度小于 5 mg/L、过氧乙酸的浓度小于 1 mg/L、Renalin 的浓度小于 3 mg/L、戊二醛的浓度小于 1～3 mg/L。

(7) 消毒剂的使用和储存。

① 使用：将常用消毒剂灌入透析器血室和透析液室，保证至少应有 3 个血室容量的消毒剂经过透析器，使消毒剂不被水稀释，并能维持原有浓度的 90%以上。常用消毒剂及储存条件见表 2-13。

表 2-13 常用消毒剂及储存条件

消毒剂	浓 度	需要最短消毒时间(20 ℃)/h	消毒有效期/d
福尔马林	4%	24	7
过氧乙酸	0.3%～0.5%	6	3
Renalin	3.5%	11	14～30
戊二醛	0.75%	1	—

② 储存：复用处理后的透析器应储存于专用储存柜中，分开放置，标识清楚。

(8) 透析器/滤器复用用水要求。

参照“透析用水”内容。

(9) 复用所致不良事件的相关临床表现。

使用复用透析器后出现的不明原因的发热和(或)寒战，以及血管通路侧上肢疼痛等，应注意是否与复用相关，并检测复用冲洗的反渗水内毒素含量及复用透析器消毒剂残余量。

(10) 复用透析器/滤器的使用注意事项。

① 复用透析器/滤器只能由同一患者使用，不得由他人使用。

② 复用次数应依据透析器/滤器 TCV、膜的完整性实验和外观检查来确定，三项中任何一项不符合要求即应废弃。使用半自动复用程序，低通量透析器复用次数不得超过 5 次，高通量透析器复用次数不得超过 10 次。使用全自动复用程序，低通量透析器推荐复用次数不得超过 10 次，高通量透析器复用次数不得超过 20 次。

4. 如何进行血液透析机的清洗和消毒？

答 (1) 清洗操作。操作人员应在每次治疗完成后，拆除所有的管路系统和传感器保护罩，仔细检查每个压力传感器是否干净，确认无任何异物黏附在表面，并使用柔软、湿润的擦布擦拭机箱的外部表面和带有底轮的机座。

(2) 消毒操作。操作人员在对机器的外部表面进行消毒时，所使用消毒剂种类及浓度需按厂家机器说明书进行，了解有关消毒剂产品用途、操作浓度、应用领域以及使用安全性等方面的内容。由于机器控制单元系统中的每个器件都不能够直接接触患者的血液，所以操作人员不需要对机器内部器件进行消毒操作。

5. 如何进行透析液配制监测?

答 (1) 浓缩液配制室和配制桶。

浓缩液配制室应位于透析室清洁区内相对独立的区域，周围无污染源，保持环境清洁，每班用紫外线消毒一次。

浓缩液配制桶须标明容量刻度，定期清洁与消毒。配制桶每日用透析用水清洗一次；每周至少用消毒剂消毒一次，并用测试纸确认无残留消毒液。配制桶消毒时，须在桶外悬挂“消毒中”警示牌。配制桶滤芯每周至少更换一次。容器应符合《中华人民共和国药典》、国家/行业标准中对药用塑料容器的规定。用透析用水将容器内外冲洗干净，并在容器上标明更换日期，每周至少更换一次或消毒一次。

(2) 配制透析液。

透析液应由浓缩液或干粉加符合质控要求的透析用水配制。

购买的浓缩液或干粉，其生产厂家应具有国家相关部门颁发的注册证、生产许可证或经营许可证、卫生许可证。

医疗机构制剂室生产血液透析浓缩液应取得“医疗器械生产企业许可证”后按国家相关部门制定的标准生产。

透析室用干粉配制浓缩液(A 液、B 液)，应由经过培训的血透室护士或工程技术人员实施，做好配制记录，有专人核查登记。

浓缩 A 液配制一次夏季使用时间不超过 3～5 日，浓缩 B 液应在配制后 24 h 内使用。

透析液细菌培养应每月一次，要求细菌数少于 200 cfu/mL，透析液的内毒素检测至少每 3 个月一次，内毒素计数少于 2 FU/mL。透析液的细菌、内毒素的检测，每台透析机至少每年检测一次。

6. 如何进行透析患者的管理及监测?

答 加强维持性血液透析患者的管理及监测是保证透析效果、提高患者生活质量、改善患者预后的重要手段，包括建立系统而完整的病历档案和对透析间期患者的教育管理，定期监测、评估各种并发症和合并症情况，并作出相应处理。

(1) 建立系统而完整的病历档案。

应建立透析病史，记录患者原发病、并发症和合并症情况，并对每次透析中出现的不良反应、平时的药物及其他器械等治疗情况、患者的实验室和影像学检查结果进行记录。建立系统而完整的病历档案有利于医护人员全面了解患者病情，调整治疗方案，最终提高患者生活质量和长期生存率。

(2) 透析间期的患者管理。

① 加强教育，纠正不良生活习惯，包括戒烟、戒酒、规律生活等。

② 饮食控制，包括：控制水和钠盐的摄入，使透析间期体重增长不超过 5%或每日体重增长不超过 1 kg；控制饮食中磷的摄入，少食高磷食物；控制饮食中钾的摄

入，以避免发生高钾血症；保证患者每日蛋白质摄入量达到 1.0～1.2 g/kg，并保证足够的糖类摄入，以避免出现营养不良。

③ 指导患者记录每日尿量及每日体重情况，并保证大便通畅；指导患者有条件时每日测量血压情况并记录。

④ 指导患者维护和监测血管通路。对采用动静脉内瘘者每日应对内瘘进行检查，包括触诊检查有无震颤，也可听诊检查有无杂音；对中心静脉置管患者每日应注意置管部位有无出血、有无局部分泌物和局部是否出现不适表现等，一旦发现异常应及时就诊。

(3) 并发症和合并症定期评估与处理。

常规监测指标及其评估频率如表 2-14 所示。

表 2-14　血液透析患者常规监测指标及评估频率

指　标	推荐频率
血常规，肝、肾功能，血电解质（包括血钾、血钙、血磷、HCO_3^- 或 CO_2CP 等）	每月一次
血糖、血脂等代谢指标	每 1～3 个月（有条件者）一次
铁状态评估	3 个月一次
血 iPTH 水平	3 个月一次
营养及炎症状态评估	3 个月一次
Kt/V 和 URR 评估	3 个月一次
传染病学指标（必须检查，包括乙肝、丙肝、HIV 和梅毒血清学指标）	开始透析 6 个月内，应每 1～3 个月一次 维持透析超过 6 个月的，应 6 个月 1 次
心血管结构和功能	6～12 个月一次
内瘘血管检查评估	参照“血管通路”内容

① 血常规，肝、肾功能，血电解质（包括血钾、血钙、血磷、HCO_3^- 或 CO_2CP 等）等指标，建议每月检测一次。一旦发现异常应及时调整透析处方和进行药物治疗。血糖和血脂等代谢指标，建议有条件者每 1～3 个月检测一次。

② 铁指标：建议每 3 个月检查一次。一旦发现血清铁蛋白低于 200 ng/mL 或转铁蛋白饱和度低于 20%，需补铁治疗；如血红蛋白（Hb）低于 110 g/L，则应调整促红细胞生成素用量，以维持 Hb 为 110～120 g/L。

③ 血 iPTH 监测：建议血 iPTH 水平每 3 个月检查一次，要求血清校正钙水平维持在正常低限，为 2.10～2.37 mmol/L(8.4～9.5 mg/dL)，血磷水平维持在 1.13～1.78 mmol/L(3.5～5.5 mg/dL)，血钙磷乘积维持在 55 mg/dL 及以下，血 iPTH 维持在 150～300 pg/mL。

④ 整体营养评估及炎症状态评估：建议每 3 个月评估一次，包括血清营养学指

标、血 hsCRP 水平、nPCR 及与营养相关的体格检查指标等。

⑤ Kt/V 和 URR 评估：建议每 3 个月评估一次，要求 spKt/V 至少 1.2，目标为 1.4；URR 至少 65%，目标为 70%。

⑥ 传染病学指标：必须检查，包括肝炎病毒标记、HIV 和梅毒血清学指标。要求开始透析不满 6 个月的患者，应每 1～3 个月检测一次；维持性透析 6 个月以上的患者，应每 6 个月检测一次。

⑦ 心血管结构和功能测定：包括心电图、心脏超声波、外周血管彩色超声波等检查，建议每 6～12 个月一次。

⑧ 内瘘血管检查评估：每次内瘘穿刺前均应检查内瘘皮肤、血管震颤、有无肿块等改变，并定期进行内瘘血管流量、血管壁彩色超声等检查，具体见“血管通路”内容。

（4）血液透析并发症及处理。

① 透析中低血压：透析中低血压是指透析中收缩压下降 20 mmHg 以上或平均动脉压降低 10 mmHg 以上，并有低血压症状。其处理程序如下。

A. 原因　积极寻找透析中低血压原因，为紧急处理及以后预防提供依据。常见原因如下。

a. 容量相关性因素，包括超滤速度过快〔0.35 mL/(kg · min)〕、设定的干体重过低、透析机超滤故障或透析液钠浓度偏低等。

b. 血管收缩功能障碍，包括透析液温度较高、透析前应用降压药物、透析中进食、中重度贫血、自主神经功能障碍（如糖尿病神经病变患者）及采用醋酸盐透析者。

c. 心脏因素，如心脏舒张功能障碍、心律失常（如房颤）、心脏缺血、心脏压塞、心肌梗死等。

d. 其他少见原因，如出血、溶血、空气栓塞、透析器反应、脓毒血症等。

B. 治疗　对有症状的透析中低血压应立即采取措施紧急处理：采取头低位；停止超滤；补充生理盐水 100 mL，或 20%甘露醇、白蛋白溶液等。

上述处理后，如血压好转，则逐步恢复超滤，期间仍应密切监测血压变化；如血压无好转，应再次予以补充生理盐水等扩容治疗，减慢血流速度，并立即寻找原因，对可纠正诱因进行干预。如上述处理后血压仍快速降低，则需应用升压药物治疗，并停止血透，必要时可以转换治疗模式，如单纯超滤、血液滤过或腹膜透析。其中最常采用的技术是单纯超滤与透析治疗结合的序贯治疗：如临床治疗中开始先进行单纯超滤，然后再透析，称为序贯超滤透析；如先行透析，然后再行单纯超滤，称为序贯透析超滤。

C. 预防　建议应用带超滤控制系统的血透机。

对于容量相关因素导致的透析低血压患者：应限制透析间期钠盐和水的摄入量，控制透析间期体重增长不超过 5%；重新评估干体重；适当延长每次透析时间（如每次透析延长 30 min）等。

对于与血管功能障碍有关的透析低血压患者:应调整降压药物的剂量和给药时间,如改为透析后用药;避免透析中进食;采用低温透析或梯度钠浓度透析液进行透析;避免应用醋酸盐透析,采用碳酸氢盐透析液进行透析。

对于心脏因素导致的透析低血压患者,应积极治疗原发病及消除可能的诱因。

有条件时可应用容量监测装置对患者进行透析中血容量监测,避免超滤速度过快。若透析中低血压反复出现,而上述方法无效,可考虑改变透析方式,如采用单纯超滤、序贯透析和血液滤过,或改为腹膜透析。

② 肌肉痉挛:多出现在每次透析的中后期。一旦出现应首先寻找诱因,然后根据原因采取处理措施,并在以后的透析中预防再次发作。

A. 原因 寻找诱因是处理的关键。透析中低血压、低血容量、超滤速度过快及应用低钠透析液治疗等导致肌肉血流灌注降低是引起透析中肌肉痉挛最常见的原因,电解质紊乱和酸碱失衡也可引起肌肉痉挛,如低镁血症、低钙血症、低钾血症等。

B. 治疗 根据诱发原因酌情采取措施,可快速输注生理盐水 100 mL(可酌情重复)、高渗葡萄糖溶液或甘露醇溶液,对痉挛肌肉进行外力挤压按摩也有一定疗效。

C. 预防 针对可能的诱发因素,可采取如下措施。

a. 防止透析低血压发生及透析间期体重增长过多,每次透析间期体重增长不超过干体重的 5%。

b. 适当提高透析液钠浓度,采用高钠透析或序贯钠浓度透析。但应注意患者血压及透析间期体重增长。

c. 积极纠正低镁血症、低钙血症和低钾血症等电解质紊乱。

d. 鼓励患者加强肌肉锻炼。

③ 恶心和呕吐。

A. 原因 常见原因有透析低血压、透析失衡综合征、透析器反应、糖尿病导致的胃轻瘫、透析液受污染或电解质成分异常(如高钠、高钙)等。

B. 治疗 对低血压导致者采取紧急处理措施(见“透析低血压”内容)。在针对病因处理的基础上采取对症处理,如应用止吐药等。加强对患者的观察及护理,避免发生误吸事件,尤其是神志欠清者。

C. 预防 针对诱因采取相应预防措施是避免出现恶心、呕吐的关键,如采取措施避免透析中低血压发生。

④ 头痛。

A. 原因 常见原因有透析失衡综合征、严重高血压和脑血管意外等。对于长期饮用咖啡者,由于透析中咖啡血浓度降低,也可出现头痛表现。

B. 治疗 明确病因,针对病因进行干预。如无脑血管意外等颅内器质性病变,可应用对乙酰氨基酚等止痛药物对症治疗。

C. 预防 针对诱因采取适当措施是预防的关键,包括应用低钠透析、避免透析中高血压发生、规律透析等。

⑤ 胸痛和背痛。

A. 原因 常见原因是心绞痛(心肌缺血),其他原因还有透析中溶血、低血压、空气栓塞、透析失衡综合征、心包炎、胸膜炎等。

B. 治疗 在明确病因的基础上采取相应治疗。

C. 预防 应针对胸背疼痛的原因采取相应预防措施。

⑥ 皮肤瘙痒:皮肤瘙痒是透析患者常见不适症状,有时严重影响患者生活质量。透析治疗会促发或加重症状。

A. 原因 尿毒症患者皮肤瘙痒发病机制尚不完全清楚,可能与尿毒症本身、透析治疗及钙磷代谢紊乱等有关。其中透析过程中发生的皮肤瘙痒需要考虑与透析器反应等变态反应有关。一些药物或肝病也可诱发皮肤瘙痒。

B. 治疗 可采取适当的对症处理措施,包括应用抗组胺药物、外用含镇痛药的皮肤润滑油等。

C. 预防 针对可能的原因采取相应的预防手段,包括控制患者血清钙、血磷和血 iPTH 于适当水平,避免应用一些可能会引起瘙痒的药物,使用生物相容性好的透析器和管路,避免应用对皮肤刺激大的清洁剂,应用一些保湿护肤品以保持皮肤湿度,衣服尽量选用全棉制品等。

⑦ 失衡综合征:发生于透析中或透析后早期,以脑电图异常及全身和神经系统症状为特征的一组病症,轻者可表现为头痛、恶心、呕吐及躁动,重者出现抽搐、意识障碍甚至昏迷。

A. 病因 发病机制是由于血液透析快速清除溶质,导致患者血液溶质浓度快速下降,血浆渗透压下降,血液和脑组织液渗透压差增大,水向脑组织转移,从而引起颅内压增高、颅内 pH 值改变。失衡综合征可以发生在任何一次透析过程中,但多见于首次透析、透前血肌酐和血尿素很高、快速清除毒素(如高效透析)等情形中。

B. 治疗 轻者仅需减慢血流速度,以减少溶质清除,减轻血浆渗透压和 pH 值过度变化。对伴肌肉痉挛者可同时输注高张盐水或高渗葡萄糖,并给予相应对症处理。如经上述处理仍无缓解,则提前终止透析。重者(出现抽搐、意识障碍和昏迷)建议立即终止透析,并作出鉴别诊断,排除脑血管意外,同时输注甘露醇。之后根据治疗反应给予其他相应处理。透析失衡综合征引起的昏迷一般于 24 h 内好转。

C. 预防 针对高危人群采取预防措施,是避免发生透析失衡综合征的关键。

a. 首次透析患者:避免短时间内快速清除大量溶质。首次透析血清尿素氮下降控制在 30%～40%。建议采用低效透析方法,包括减慢血流速度、缩短每次透析时间(每次透析时间控制在 2～3 h 内)、应用面积小的透析器等。

b. 维持性透析患者:采用钠浓度曲线透析液序贯透析,可降低失衡综合征的发生率。另外,规律和充分透析,增加透析频率、缩短每次透析时间等对预防失衡综合征有益。

⑧ 透析器反应。既往又名首次使用综合征,但也见于透析器复用患者。临床分为两类:A 型反应(过敏反应型)和 B 型反应,如表 2-15 所示。

表 2-15 透析器反应

	A 型反应	B 型反应
发生率	较低,低于 5 次/10000 透析例次	3~5 次/100 透析例次
发生时间	多于透析开始后 5 min 内,部分迟至 30 min	透析开始 30~60 min
症状	程度较重,表现为皮肤瘙痒、荨麻疹、咳嗽、打喷嚏、流清涕、腹痛、腹泻、呼吸困难、休克甚至死亡	轻微,表现胸痛和背痛
原因	环氧乙烷、透析膜材料、透析器复用、透析液受污染、肝素过敏、高敏人群及应用 ACEI 等	原因不清,可能与补体激活有关
处理	立即终止透析,夹闭血路管,丢弃管路和透析器中血液,严重者给予抗组胺药、激素或肾上腺素药物治疗,需要时给予心肺支持治疗	排除其他引起胸痛的原因,给予对症及支持治疗如吸氧; 如情况好转则继续透析
预后	与原因有关,重者死亡	常于 30~60 min 后缓解
预防	避免应用环氧乙烷消毒透析器和管路; 透析前充分冲洗透析器和管路; 停用 ACEI 药物; 换用其他类型透析器; 采用无肝素透析等	换用合成膜透析器(生物相容性好的透析器); 复用透析器可能有一定预防作用

A. A 型反应 主要发病机制为快速的变态反应,常于透析开始后 5 min 内发生,少数迟至透析开始后 30 min。发病率不到 5 次/10000 透析例次。依据反应轻重可表现为皮肤瘙痒、荨麻疹、咳嗽、打喷嚏、流清涕、腹痛、腹泻,呼吸困难、休克甚至死亡等。一旦考虑 A 型透析器反应,应立即采取处理措施,并寻找原因,采取预防措施,避免以后再次发生。

a. 紧急处理 立即停止透析,夹闭血路管,丢弃管路和透析器中血液;严重者给予抗组胺药、激素或肾上腺素药物治疗;如出现呼吸循环障碍,立即给予心肺支持治疗。

b. 明确病因 主要是患者对与血液接触的体外循环管路、透析膜等物质发生变态反应所致,可能的致病因素包括透析膜材料、管路和透析器的消毒剂(如环氧乙烷)、透析器复用的消毒液、透析液受污染、肝素过敏等。另外,有过敏病史及高嗜酸细胞血症、血管紧张素转换酶抑制药(ACEI)应用者,也易出现 A 型反应。

c. 预防措施 依据可能的诱因,采取相应措施:透析前充分冲洗透析器和管路;选用蒸汽或 γ 射线消毒透析器和管路;进行透析器复用;对于高危人群可于透析前应用抗组胺药物，并停用 ACEI。

B. B型反应　常于透析开始后30～60 min出现，发病率为3～5次/100透析例次。其发作程度常较轻，多表现为胸痛和背痛。其诊疗过程如下。

a. 明确病因　透析中出现胸痛和背痛，首先应排除心脏等器质性疾病，如心绞痛、心包炎等。如排除后考虑B型透析器反应，则应寻找可能的诱因。B型反应多认为是补体激活所致，与应用新的透析器及生物相容性差的透析器有关。

b. 处理　B型透析器反应多较轻，给予鼻导管吸氧及对症处理即可，常不需终止透析。

c. 预防　采用透析器复用及选择生物相容性好的透析器可预防部分B型透析器反应。

⑨ 心律失常，多数无症状。其诊疗程序如下。

A. 明确心律失常类型。

B. 找到并纠正诱发因素　常见的诱发因素有血电解质紊乱如高钾血症或低钾血症、低钙血症等，酸碱失衡如酸中毒、心脏器质性疾病等。

C. 合理应用抗心律失常药物及电复律　对于有症状或一些特殊类型心律失常如频发室性心律失常，需要应用抗心律失常药物，但应用时需考虑肾衰竭导致的药物蓄积。建议在有经验的心脏科医生指导下应用。

D. 严重者需安装起搏器　对于重度心动过缓及潜在致命性心律失常者可安装起搏器。

⑩ 溶血：表现为胸痛、胸部压迫感、呼吸急促、腹痛、发热、畏寒等。一旦发生应立即寻找原因，并采取措施予以处置。

A. 原因　血路管相关因素，如狭窄或梗阻等引起对红细胞的机械性损伤；透析液相关因素，如透析液钠过低，透析液温度过高，透析液受消毒剂、氯胺、漂白粉、铜、锌、甲醛、氟化物、过氧化氢、硝酸盐等污染；透析中错误输血。

B. 处理　一旦发现溶血，应立即予以处理：重者应终止透析，夹闭血路管，丢弃管路中血液；及时纠正贫血，必要时可输新鲜全血，将Hb提高至许可范围；严密监测血钾，避免发生高钾血症。

C. 预防　透析中严密监测血路管压力，一旦压力出现异常，应仔细寻找原因，并及时处理。避免采用过低钠浓度透析及高温透析。严格监测透析用水和透析液，严格消毒操作，避免透析液污染。

⑪ 空气栓塞。一旦发现应紧急处理，立即抢救。其处理程序如下。

A. 原因　与任何可能导致空气进入管腔部位的连接松开、脱落有关，如动脉穿刺针脱落、管路接口松开或脱落等，另有部分与管路或透析器破损开裂等有关。

B. 紧急抢救　立即夹闭静脉血路管，停止血泵。采取左侧卧位，并且头和胸部低位、脚高位。心肺支持，包括吸纯氧，采用面罩或气管插管。如空气量较多，有条件者可给予右心房或右心室穿刺抽气。

C. 预防 空气栓塞一旦发生，死亡率极高。严格遵守血透操作规章，避免发生空气栓塞。上机前严格检查管路和透析器有无破损。做好内瘘针或深静脉插管的固定，透析管路之间、管路与透析器之间的连接。透析过程中密切观察内瘘针或插管、透析管路连接等有无松动或脱落。透析结束时不用空气回血。注意透析机空气报警装置的维护。

⑫ 发热。透析相关发热可出现在透析中，表现为透析开始后 1～2 h 出现，也可出现在透析结束后。一旦血液透析患者出现发热症状，应首先分析与血液透析有无关系。如由血液透析引起，则应分析原因，并采取相应的防治措施。

A. 原因 多由致热原进入血液引起，如透析管路和透析器等复用不规范、透析液受污染等。透析时无菌操作不严，可引起病原体进入血液或原有感染因透析而扩散，引起发热。其他少见原因如急性溶血、高温透析等也可出现发热。

B. 治疗 患者出现高热，首先给予对症处理，包括物理降温、口服退热药等，并适当调低透析液温度。考虑细菌感染时做血培养，并给予抗生素治疗。通常由致热源引起者 24 h 内好转，如无好转应考虑是感染引起，应继续寻找病原体证据和给予抗生素治疗。考虑非感染引起者，可以应用小剂量糖皮质激素治疗。

C. 预防 在透析操作、透析管路和透析器复用中应严格规范操作，避免因操作引起致热原污染。有条件可使用一次性透析器和透析管路。透析前应充分冲洗透析管路和透析器。加强透析用水及透析液监测，避免使用受污染的透析液进行透析。

⑬ 透析器破膜。

A. 原因 透析器质量问题；透析器储存不当，如冬天储存在温度过低的环境中；透析中因凝血或大量超滤等而导致跨膜压过高；对于复用透析器，如复用处理和储存不当、复用次数过多也易发生破膜。

B. 紧急处理 一旦发现应立即夹闭透析管路的动脉端和静脉端，丢弃体外循环中血液。更换新的透析器和透析管路进行透析。严密监测患者生命体征、症状和体征情况，一旦出现发热、溶血等表现，应采取相应处理措施。

C. 预防 透析前应仔细检查透析器。透析中严密监测跨膜压，避免出现过高跨膜压。透析机漏血报警等装置应定期检测，避免发生故障。透析器复用时应严格进行破膜试验。

⑭ 体外循环凝血。

A. 原因 寻找体外循环发生凝血的原因是预防以后再次发生及调整抗凝剂用量的重要依据。凝血发生常与不用抗凝剂或抗凝剂用量不足等有关。另外，如下因素易促发凝血，包括：血流速度过慢；外周血 Hb 过高；超滤率过高；透析中输血、血制品或脂肪乳剂；透析通路再循环过大；使用了管路中补液壶（引起血液暴露于空气、壶内产生血液泡沫或血液发生湍流）。

B. 处理　轻度凝血常可通过追加抗凝剂用量,调高血流速度来解决。在治疗中仍应严密检测患者体外循环凝血变化情况,一旦凝血程度加重,应立即回血,更换透析器和管路。重度凝血常需立即回血。如凝血重而不能回血,则建议直接丢弃体外循环管路和透析器,不主张强行回血,以免凝血块进入体内发生栓塞。

C. 预防　透析治疗前全面评估患者凝血状态、合理选择和应用抗凝剂是预防关键。加强透析中凝血状况的监测,包括压力参数改变(动脉压力和静脉压力快速升高、静脉压力快速降低)、管路和透析器血液颜色变暗、透析器见小黑线、管路(动脉壶或静脉壶内)小凝血块出现等,早期采取措施进行防治。避免透析中输注血液、血制品和脂肪乳等,特别是输注凝血因子。定期监测血管通路血流量,避免透析中再循环过大。避免透析时血流速度过低。如需调低血流速度,且时间较长,应加大抗凝剂用量。

7. 内镜操作过程的监测与要求有哪些?

答　(1) 监测与要求。

① 工作人员清洗消毒内镜时,应当穿戴必要的防护用品,包括工作服、防渗透围裙、口罩、帽子、手套等。应当具备内镜清洗消毒方面的知识,接受相关的医院感染管理知识培训,严格遵守有关规章制度。

② 内镜的清洗消毒应当与内镜的诊疗工作分开进行,分设单独的清洗消毒室和内镜诊疗室,清洗消毒室应当保证通风良好。

③ 内镜诊疗室应当设有诊疗床、吸引器、治疗车等基本设施。

④ 不同部位内镜的诊疗工作应当分室进行;上消化道、下消化道内镜的诊疗工作不能分室进行的,应当分时间段进行;不同部位内镜的清洗消毒工作的设备应当分开。

⑤ 灭菌内镜的诊疗应当在达到手术标准的区域内进行,并按照手术区域的要求进行管理。

⑥ 有基本清洗消毒设备,包括专用流动水清洗消毒槽(四槽或五槽)、负压吸引器、超声清洗器、高压水枪、干燥设备、计时器、通风设施,与所采用的消毒、灭菌方法相适应的必备的消毒、灭菌器械,50 mL 注射器、各种刷子、纱布、棉棒等消耗品。

⑦ 清洗消毒剂:多酶洗液、适用于内镜的消毒剂、75%酒精。

(2) 内镜及附件的清洗、消毒或者灭菌必须遵照以下原则。

① 凡进入人体无菌组织、器官或者经外科切口进入人体无菌腔室的内镜及附件,如腹腔镜、关节镜、脑室镜、膀胱镜、宫腔镜等,必须灭菌。

② 凡穿破黏膜的内镜附件,如活检钳、高频电刀等,必须灭菌。

③ 凡进入人体呼吸道、消化道等与黏膜接触的内镜,如喉镜、气管镜、支气管镜、胃镜、肠镜、乙状结肠镜、直肠镜等,应当按照《消毒技术规范》的要求进行高水平消毒。

8. 如何进行内镜消毒灭菌效果监测?

答　(1) 常规监测。

消毒剂浓度必须每日定时监测并做好记录,保证消毒效果。消毒剂使用的时间不得超过产品说明书规定的使用期限。

消毒后的内镜应当每季度进行生物学监测并做好监测记录。灭菌后的内镜应当每月进行生物学监测并做好监测记录。

(2) 微生物学监测。

采样时间：消毒、灭菌后，使用前。

采样方法：监测采样部位为内镜的内腔面。用无菌注射器抽取 10 mL 含相应中和剂的缓冲液，从待检内镜活检口注入，用 15 mL 无菌试管从活检出口收集，及时送检，2 h 内检测。

菌落计数：将送检液用旋涡器充分震荡，取 0.5 mL，加到 2 个直径为 90 mm 的无菌平皿中，每个平皿分别加入已经熔化的 45～48 ℃营养琼脂 15～18 mL，边倾注边摇匀，待琼脂凝固，于 35 ℃培养 48 h 后计数。

菌落数/镜＝2 个平皿菌落数平均值×20

致病菌检测：将送检液用旋涡器充分震荡，取 0.2 mL 分别接种于 90 mm 血平皿、中国蓝平皿和 SS 平皿，均匀涂布，35 ℃培养 48 h，观察有无致病菌生长。

结果判断：消毒后的内镜合格标准为细菌总数少于 20 cfu/件，不能检出致病菌；灭菌后内镜合格标准为无菌检测合格。

9. 如何进行器械清洗效果监测?

答 (1) 监测要求及方法。

① 通用要求：

应专人负责质量监测工作；应定期对清洁剂、消毒剂、洗涤用水、润滑剂、包装材料等进行质量检查，检查结果应符合 WS310.1 的要求；应定期进行监测材料的质量检查，包括抽查卫生部消毒产品卫生许可批件及有效期等，检查结果应符合要求。自制测试标准包应符合《消毒技术规范》的有关要求；设备的维护与保养，应遵循生产厂家的使用说明或指导手册对清洗消毒器、灭菌器进行日常清洁和检查。

按照以下要求进行设备的检测与验证：清洗消毒器应遵循生产厂家的使用说明或指导手册进行验证；压力蒸汽灭菌器应每年对压力和安全阀进行检测校验；干热灭菌器应每年用多点温度检测仪对灭菌器各层内、中、外各点的温度进行物理监测；低温灭菌器应遵循生产厂家的使用说明或指导手册进行验证。

② 清洗质量的监测。

A. 器械、器具和物品清洗质量的监测。

日常监测：在检查包装时进行，应目测和/或借助带光源放大镜检查。清洗后的器械表面及其关节、齿牙应光洁，无血渍、污渍、水垢等残留物质和锈斑。

定期抽查：每月应至少随机抽查 3～5 个待灭菌包内全部物品的清洗质量，检查的内容同日常监测的内容，并记录监测结果。

B. 消毒器的清洗及其质量的监测。

日常监测：应每批次监测清洗消毒器的物理参数及运转情况，并记录。

定期监测：对清洗消毒器的清洗效果可每年采用清洗效果测试指示物进行监测。当清洗物品或清洗程序发生改变时，也可采用清洗效果测试指示物进行清洗效果的监测。监测方法应遵循生产厂家的使用说明或指导手册。监测结果不符合要求，清洗消毒器应停止使用。清洗效果测试指示物应符合有关标准的要求。

C. 清洗消毒器新安装，更新，大修，更换清洗剂、消毒方法，改变装载方法等时，应遵循生产厂家的使用说明或指导手册进行检测，清洗消毒质量检测合格后，清洗消毒器方可使用。

10. 如何进行消毒质量的监测？

答 湿热消毒应监测、记录每次消毒的温度与时间或 A_0 值。监测结果应符合 WS 310.2 的要求。清洗消毒器的主要性能参数应每年检测。检测结果应符合生产厂家的使用说明或指导手册的要求。

化学消毒应根据消毒剂的种类特点，定期监测消毒剂的浓度、消毒时间和消毒时的温度，并记录，结果应符合该消毒剂的规定。

消毒效果监测：消毒后直接使用的物品应每季度进行监测，监测方法及监测结果应符合《医院消毒卫生标准》(GB15982—1995)的要求。每次检测 3～5 件有代表性的物品。

11. 如何进行灭菌质量的监测？

答 (1) 通用要求。

对灭菌质量的监测采用物理监测法、化学监测法和生物监测法进行，监测结果应符合《医院消毒供应中心(CSSD)灭菌效果监测标准》的要求。

物理监测不合格的灭菌物品不得发放，并应分析原因进行改进，直至监测结果符合要求。

包外化学监测不合格的灭菌物品不得发放，包内化学监测不合格的灭菌物品不得使用，并应分析原因进行改进，直至监测结果符合要求。

生物监测不合格时，应尽快召回上次生物监测合格以来所有尚未使用的灭菌物品，重新处理，并应分析不合格的原因，改进后，生物监测连续三次合格后方可使用。

灭菌植入型器械应每批次进行生物监测，生物监测合格后，方可发放。

按照灭菌装载物品的种类，可选择具有代表性的 PCD 进行灭菌效果的监测。

(2) 压力蒸汽灭菌的监测。

物理监测法：每次灭菌应连续监测并记录灭菌时的温度、压力和时间等灭菌参数。温度波动范围在＋3 ℃以内，时间满足最低灭菌时间的要求，同时应记录所有临界点的时间、温度与压力值，结果应符合灭菌的要求。

化学监测法：应进行包外、包内化学指示物监测。通过观察化学指示物颜色的变化，判定是否达到灭菌合格的要求。具体要求为灭菌包包外应有化学指示物，高度危险性物品包内应旋转包内化学指示物使之置于最难灭菌的部位。如果透过包装材料可直接观察包内化学指示物的颜色变化，则不必放置包外化学指示物。采用快速压力蒸汽灭菌程序灭菌时，应直接将一片包内化学指示物置于待灭菌物品旁边进行化学监测。

生物监测法：应每周监测一次。监测方法按照《消毒技术规范》的规定，将嗜热脂肪杆菌芽胞菌片制成标准生物测试包或生物 PCD，或使用一次性标准生物测试包，对灭菌器的灭菌质量进行生物监测。标准生物监测包置于灭菌器排气口的上方或生产厂家建议的灭菌器内最难灭菌的部位，并设阳性对照和阴性对照。如果一天内进行多次生物监测，且生物指示剂为同一批号，则只设一次阳性对照即可。具体方法为将生物指示物置于标准试验包的中心部位。标准试验包由 16 条 41 cm×66 cm 的全棉手术巾制成。制作方法是将每条手术巾的长边先折成 3 层，短边折成 2 层，然后叠放，制成 23 cm×23 cm×15 cm 大小的测试包。经一个灭菌周期后，在无菌条件下取出标准试验包的指示菌片，投入溴甲酚紫葡萄糖蛋白胨水培养基中，经(56±1) ℃培养 7 d(自含式生物指示物按产品说明书执行)，观察培养结果。结果判定：阳性对照组培养阳性，阴性对照组培养阴性，试验组培养阴性，判定为灭菌合格；阳性对照组培养阳性，阴性对照组培养阴性，试验组培养阳性，则灭菌不合格，同时应进一步鉴定试验组阳性的细菌是否为指示菌或是否为污染所致。

紧急情况灭菌植入型器械时，可在生物 PCD 中加用 5 类化学指示物。5 类化学指示物合格可作为提前放行的标志，生物监测的结果应及时通报给使用部门。采用新的包装材料和方法进行灭菌时应进行生物监测。小型压力蒸汽灭菌器因一般无标准生物监测包，应选择灭菌器常用的、有代表性的灭菌包制作生物测试包或生物 PCD，置于灭菌器最难灭菌的部位，且灭菌器应处于满载状态。生物测试包或生物 PCD 应侧放，体积大时可平放。采用快速压力蒸汽灭菌程序灭菌时，应直接将一片生物指示物置于空载的灭菌器内，经一个灭菌周期后取出，规定条件下培养，观察结果。

B-D 试验：预真空(包括脉动真空)压力蒸汽灭菌器应每日开始灭菌运行前进行 B-D 试验，B-D 试验合格后，灭菌器方可使用。B-D 测试失败，应及时查找原因并进行改进，监测合格后，灭菌器方可使用。

灭菌器新安装、移位和大修后的监测：应进行物理监测、化学监测和生物监测。物理监测、化学监测通过后，生物监测应空载连续监测三次，合格后灭菌器方可使用。监测方法应符合《医疗保健产品灭菌确认和常规控制要求工业湿热灭菌的标准》(GB 18278—2000)的有关要求。对于小型压力蒸汽灭菌器，生物监测应满载连续监测三次，合格后灭菌器方可使用。预真空(包括脉动真空)压力蒸汽灭菌器应进行 B-D 测试并重复三次，连续监测合格后，灭菌器方可使用。

(3) 干热灭菌的监测。

物理监测法：每灭菌批次应进行物理监测。监测方法为将多点温度检测仪的多个探头分别放于灭菌器各层内、中、外各点，关好柜门，引出导线，由记录仪中观察温度上升与持续时间。温度在设定时间内均达到预置温度，则物理监测合格。

化学监测法：每一灭菌包外应使用包外化学指示物，每一灭菌包内应使用包内化学指示物，并置于最难灭菌的部位。对于未打包的物品，应使用一个或者多个包内化学指示物，放在待灭菌物品附近进行监测。经过一个灭菌周期后取出，据其颜色的改变判断是否达到灭菌要求。

生物监测法：应每周监测一次，监测方法按照《消毒技术规范》的规定，采用枯草杆菌黑色变种芽孢菌片，制成标准生物测试包，置于灭菌器最难灭菌的部位，对灭菌器的灭菌质量进行生物监测，并设阳性对照和阴性对照。具体方法：将枯草杆菌芽孢菌片分别装入超负荷运转试管内(每管一片)，灭菌器与每层门把手对角线内、外角处放置 2 个含菌片的试管，试管帽置于试管旁，关好柜门，经一个灭菌周期后，待温度降至 80 ℃时，加盖试管帽后取出试管；在无菌条件下，加入普通营养肉汤培养基(5 mL/管)，(36±1) ℃培养 48 h，观察初步结果，无菌生长管继续培养至第 7 日。结果判定；阳性对照组培养阳性，阴性对照组培养阴性，若每个指示菌片接种的肉汤均澄清，判为灭菌合格；阳性对照组培养阳性，阴性对照组培养阴性，而指示菌片之一接种的肉汤管混浊，则判为不合格。对难以判定的肉汤管，取 0.1 mL 接种于营养琼脂平板，用灭菌 L 涂抹棒或接种环涂匀，置于(36±1) ℃培养 48 h，观察菌落形态，并做涂片染色镜检，判断是否有指示菌生长：若有指示菌生长，判为灭菌不合格；若无指示菌生长，判为灭菌合格。

新安装、移位和大修后，应进行物理监测法、化学监测法和生物监测法监测(重复三次)，监测合格后，灭菌器方可使用。

(4) 低温灭菌的监测。

低温灭菌方法包括环氧乙烷灭菌法、过氧化氢等离子灭菌法和低温甲醛蒸汽灭菌法等。

① 通用要求：新安装、移位、大修、灭菌失败、馐材料或被灭菌物品改变，应对灭菌效果进行重新评价，包括采用物理监测法、化学监测法和生物监测法进行监测(重复三次)，监测合格后，灭菌器方可使用。

② 环氧乙烷的监测。

物理监测法：每次灭菌应连续监测并记录灭菌时的温度、压力和时间等灭菌参数，灭菌参数符合灭菌器的使用说明或操作手册的要求。

化学监测法：每个灭菌物品包外应使用包外化学指示物，作为灭菌过程的标志；每包内最难灭菌位置放置包内化学指示物，通过观察其颜色变化，判定其是否达到灭菌合格的要求。

生物监测法：每灭菌批次应进行生物监测。监测方法为将枯草杆菌黑色变种芽孢置于常规生物测试包内，以灭菌器的灭菌质量进行监测。常规生物测试包放在灭菌器最难灭菌的部位(整个装载灭菌包的中心部位)。灭菌周期完成后应立即将生物指示物从被灭菌物品中取出，(36±1) ℃培养 7 d(自含式生物指示物应遵循产品说明)，观察培养基颜色变化。同时设阳性对照和阴性对照。常规生物测试包的制备：取一个 20 mL 无菌注射器，去掉针头，拔出针栓，将生物指示剂放入针筒内，带孔的塑料帽应朝向针头处，再将注射器的针栓插回针筒(注意不要碰及生物指示物)，之后用一条全棉小毛巾两层包裹，置于纸塑包装袋中，封装。结果判定：阳性对照组培养阳性，阴性对照组培养阴性，试验组培养阴性，判定为灭菌合格；阳性对照组培养阳性，阴性对照组培养阴性，试验组培养阳性，则灭菌不合格，同时应进一步鉴定试验组阳性的细菌是否为指示菌或是否为污染所致。

③ 过氧化氢等离子灭菌的监测。

物理监测法：每次灭菌应连续监测并记录每个灭菌周期的临界参数如舱内压、温度、过氧化氢的浓度、电源输入和灭菌时间等灭菌参数。灭菌参数符合灭菌器的使用说明或操作手册的要求。

化学监测法：每个灭菌物品包外应使用包外化学指示物作为灭菌过程的标志；每包内最难灭菌位置放置包内化学指示物，通过观察其颜色变化，判定其是否达到灭菌合格的要求。

生物监测法：应每天至少进行一次灭菌循环的生物监测，监测方法应符合国家的有关规定。

④ 低温甲醛蒸汽灭菌的监测。

物理监测法：每灭菌批次应进行物理监测。详细记录灭菌过程的参数，包括灭菌温度、湿度、压力与时间。灭菌参数应符合灭菌器的使用说明或操作手册的要求。

化学监测法：每个灭菌物品包外应使用包外化学指示物，作为灭菌过程的标志；每包内最难灭菌位置放置包内化学指示物，通过观察其颜色变化，判定其是否达到灭菌合格的要求。

生物监测法：应每周监测一次，监测方法应符合国家的有关规定。

其他低温灭菌方法的监测要求及方法应符合国家有关标准的规定。

⑤ 质量控制过程的记录与可追溯要求。

应建立清洗、消毒、灭菌操作的过程记录并存档，内容包括：应留存清洗消毒器和灭菌器运行参数打印资料或记录；灭菌器每次运行情况，包括灭菌日期、灭菌器编号、批次号、装载的主要物品、灭菌程序号、主要运行参数、操作员签名或代号，以及灭菌质量的监测结果等。

应对清洗、消毒、灭菌质量的日常监测和定期监测进行记录。

记录应具有可追溯性，清洗、消毒监测资料和记录的保存期为 6 个月以上，灭菌质量监测资料和记录的保留期为 3 年以上。

灭菌标识的要求：灭菌包外应有标识，内容包括物品名称、检查打包者姓名或编号、灭菌器编号、批次号、灭菌日期和失效日期。使用者应检查并确认包内化学指示物是否合格，器械是否干燥、洁净等，合格后方可使用。同时将包外标识留存或记录于手术护理记录单上。

应建立持续质量改进制度及措施，发现问题及时处理，并应建立灭菌物品召回制度。生物监测不合格时，应通知使用部门停止使用，并召回上次监测合格以来尚未使用的所有灭菌物品。同时应书面报告相关管理部门，说明召回的原因。相关管理部门应通知使用部门对已使用该期间无菌物品的患者进行密切观察。检查灭菌过程的各个环节，查找灭菌失败的可能原因，并采取相应的改进措施后，重新进行生物监测，合格后该灭菌器方可正常使用。应对该事件的处理情况进行总结，并向相关管理部门汇报。

12. 如何进行导管相关性血流感染(CRBSI)的监测?

答 (1) 筛选指证：ICU 中心静脉导管置管时间超过 48 h、出现不明原因的发热或低血压的患者，儿童患者出现低体温者。

(2) 处置方法：临床医护人员送检微生物学标本，感控人员填写《ICU-CRBSI 病人目标监测日常记录表》。

(3) 送检方法：临床医生首先判断导管是否仍有保留的必要性，按导管保留与否分别采用不同的送检方法。

保留情况：至少送检两套血培养，其中至少一套来自外周静脉，并做好标记，另一套则从导管中心或 VAP 隔膜无菌采集，两处间隔时间不大于 5 min，各自做好标记。

不保留情况：从独立的外周静脉无菌采集两套血培养，无菌状态下取出导管并剪下 5 cm 导管尖端或近心端交付实验室进行 Maki 半定量平板滚动培养或者定量培养(following Vortex 或超声降解)。

(4) 采血方法：洗手，常规消毒皮肤及导管接口；75%酒精消毒血培养瓶口橡胶塞；采血量为 10 mL/瓶，尽量保证 2 套血培养采血达 40 mL，提高阳性检出率；培养标本至少两套，间隔小于 5 min；导管保留者取中心静脉血和外周静脉血，已拔管者取外周静脉血和导管尖端 5 cm；采血后尽快送检，采血后的血培养瓶室温放置不能超过 12 h。

(5) 实验室工作流程：血培养孵育 5 天，第 4 天早晨进行早期阴性报告；阳性标本进行早期涂片、镜检，早期阳性报告，转种，进一步鉴定、药敏试验，报告最终鉴定药敏结果。

(6) 诊断标准：见表 2-16 和表 2-17。

表 2-16 保留导管者结果解释

<table>
<tr><th>导 管</th><th>外周静脉</th><th>条 件</th><th>结果判断</th></tr>
<tr><td>+</td><td>+</td><td rowspan="4">导管报阳较外周的快 120 min,导管细菌浓度较外周的高 5 倍</td><td>可能为 CRBSI</td></tr>
<tr><td>+</td><td>+</td><td>提示为 CRBSI</td></tr>
<tr><td>+</td><td>−</td><td>不能确定</td></tr>
<tr><td>−</td><td>−</td><td>不是 CRBSI</td></tr>
</table>

表 2-17 已拔除导管者结果解释

<table>
<tr><th>导 管</th><th>外周静脉 1</th><th>外周静脉 2</th><th>结果判断</th></tr>
<tr><td>+</td><td>+</td><td>+</td><td rowspan="2">可能为 CRBSI</td></tr>
<tr><td>+</td><td>+</td><td>−</td></tr>
<tr><td>−</td><td>+</td><td>−</td><td rowspan="2">培养为金黄色葡萄球菌或假丝酵母菌且缺乏其他感染证据则提示可能为 CRBSI</td></tr>
<tr><td>−</td><td>+</td><td>+</td></tr>
<tr><td>+</td><td>−</td><td>−</td><td>导管定植菌</td></tr>
<tr><td>−</td><td>−</td><td>−</td><td>不是 CRBSI</td></tr>
</table>

（7）监测数据分析。

监测数据统计分析表见表 2-18。

表 2-18 CRBSI 监测数据统计分析表

统 计 项 目	值
导管相关血流感染病例数	
ICU 带管患者住院总天数	
ICU 总插管天数	
感染率	
导管使用率	

计算公式如下：

$$\text{导管使用率}=\frac{\text{导管天数}}{\text{患者天数}}\times 100\%$$

$$\text{感染率}=\frac{\text{CRBSI 感染数}}{\text{中心静脉导管天数}}\times 100\%$$

$$\text{标本送检率}=\frac{\text{疑似病例送检例数}}{\text{疑似病例数}}\times 100\%$$

$$\text{样本合格率}=\frac{\text{疑似病例正确送检例数}}{\text{疑似病例送检例数}}\times 100\%$$

第三篇

警钟篇

第二十四章 沈阳市某妇婴医院新生儿柯萨奇病毒感染暴发

1. 事件

1993 年 9 月 19 日至 10 月 18 日，沈阳市某妇婴医院共接生了 244 名婴儿，其中有 49 名婴儿于出生后 3～18 天先后出现发烧、拒乳、黄疸及心、肝、肾多脏器受损症状，并有 15 名重患儿死于 DIC 及多脏器功能衰竭。

2. 调查

1993 年 9 月下旬至 10 月末，沈阳市某妇婴医院新生儿柯萨奇（CoX-B_3 B_5）病毒感染暴发、流行，10 月中上旬为流行高峰，临床表现以心肌损害为主，死亡原因为多脏器功能衰竭，尸检证实均为急性非化脓性心肌炎改变，部分有肺泡内出血、肝细胞大片坏死及肾小管远端钙化。病原学检测 5 例，3 例 IgM 抗体阳性，其中 CoX-B_5 1 例，CoX-B_3 与 CoX-B_5 同时感染 2 例，2 例于心包液、心血及心肌中分离出肠道病毒。

3. 结论

专家认为，沈阳市某妇婴医院暴发的新生儿柯萨奇 B 组病毒感染主要是由于一名产妇感染柯萨奇病毒后通过空气传播，但又不排除个别病例通过接触传播，而医院不具备监测手段，以致造成多例婴儿感染。

第二十五章 深圳市妇儿医院手术切口分枝杆菌感染暴发

1. 事件

1998年4月1日至5月27日共手术292例，至8月20日止，发生切口感染166例，切口感染率为56.85%。事件发生后，深圳市妇儿医院未及时向上级卫生行政部门报告，在自行控制措施未果、感染人数多达30余人的情况下，才于5月25日向深圳市卫生局报告。深圳市卫生局指示停止手术，查找原因。

2. 调查

经调查，此次感染是以龟型分枝杆菌为主的混合感染，感染原因是浸泡刀片和剪刀的戊二醛因配制错误而未达到灭菌效果。综合起来，原因如下。

(1) 医院领导对医院感染管理工作缺乏认识，医院感染管理组织不健全，责任不落实。医院感染管理委员会成员、各科室兼职监控人员没有落实，医院感染管理委员会形同虚设，工作不到位。

(2) 对有关医院感染管理的各项规定执行不力。该院的医院感染预防意识淡薄，在医院感染监测和控制措施等环节存在严重疏漏，违反了卫生部颁布的《医院感染管理规范》中关于消毒剂配制、有效浓度监测、消毒灭菌效果监测的规定。

(3) 有关工作人员严重缺乏对患者负责的精神。戊二醛用于手术器械灭菌浓度应为2%，浸泡4 h，而该院制剂员将新购进未标明有效浓度的戊二醛(浓度为1%)当作有效浓度为20%的戊二醛使用并稀释200倍供有关科室使用，致使浸泡手术器械的戊二醛浓度仅为0.005%，且长达半年之久未能发现。由于有关人员对患者极端不负责任，直接导致这起医院感染暴发事件发生。

(4) 部分医护人员违反消毒隔离技术的基本原则。6月份现场调查发现，手术室浸泡手术刀片、剪刀的消毒液近两周尚未更换，明显违背有关规定。

3. 结论

戊二醛浓度错配导致手术器械分枝杆菌污染，从而引起切口感染。

4. 处理

深圳市卫生局对相关责任人处理如下：免去院长陈某职务，直接责任人主管药师何某被开除公职，其他有关人员由医院处理。

第二十六章 安徽宿州眼球事件

1. 事件

2005 年 12 月 11 日，安徽宿州市立医院眼科为 10 名患者做白内障手术。12 日上午，10 名患者相继出现咽部肿痛等感染表现。至 17 日对 9 名患者相继实施了单眼眼球摘除手术。

2. 调查

该医院与不具备医疗服务资质的上海舜春扬科技贸易有限公司签订协议，允许该公司没有资质的人员从事诊疗活动。做连台手术时，只对器械进行了简单浸泡处理，而且手术室的布局、环境、流程、设施均不合要求，导致铜绿假单胞菌感染暴发。

3. 结论

医院管理混乱，与非医疗机构违法、违规合作，器械消毒不合格以及手术室的布局、环境、流程、设施不合要求，严重违反诊疗技术规范是导致铜绿假单胞菌感染暴发的原因。

4. 处理

(1) 取消宿州市立医院二级甲等医院称号。

(2) 撤销市立医院院长、市卫生局副局长郝某某党内外一切职务，并调离卫生系统；给予市立医院分管院长邵某某党内严重警告、行政记大过处分；分别给予市卫生局局长杨某某、副局长宋某某行政记大过、行政记过处分；给予眼科主任留党察看一年、行政记大过、停止执业活动 9 个月处分；给予主治医师吴某某党内严重警告、行政记过、停止执业活动 9 个月处分；给予眼科主治医师杨某行政记过、停止执业活动 9 个月处分。

(3) 责令医院立即终止与上海舜春扬科技贸易有限公司的合作协议，没收非法所得 318601.86 元，罚款 3 万元。

第二十七章 吉林省德惠市人民医院经输血传播艾滋病事件

1. 事件

2005 年 9 月 28 日，吉林省卫生厅接待了德惠市 1 名艾滋病患者，该患者称是在德惠市人民医院输血感染的。

2. 调查

随后，吉林省卫生厅立即进行了追踪调查，经调查发现，给该患者提供手术输血的 3 名供血者中，有 1 名有偿供血者于 2005 年 10 月 20 日经吉林省疾病预防控制中心艾滋病筛查实验室确认为艾滋病患者。

该供血者曾于 2003 年 1 月至 2004 年 7 月在德惠市人民医院中心血库有偿供血 15 次，接受其血液的受血者共有 25 人，其中 6 人于调查前死亡，18 人被确认为 HIV 感染者，1 人 HIV 抗体阴性。该供血者的 2 名性伙伴及其中 1 名性伙伴的丈夫也被确认为 HIV 感染者。

3. 结论

输血管理不严格，导致医院感染。

4. 处理

长春市卫生局通报了对造成此次事件的德惠市卫生局相关责任人的处理决定：给予局长撤销党委书记、局长职务处分，并撤销其德惠市市委候补委员职务；给予副局长留党察看两年、撤销副局长职务处分；给予医政科代理科长党内严重警告处分；给予医政科科长留党察看一年、行政降级处分；给予德惠市医院院长留党察看一年处分；给予医院副院长开除党籍、撤销副院长职务处分；给予德惠市中心血库主任开除党籍、撤职处分，并对其进行刑事拘留；公安机关对该血库副主任等 10 人进行刑事拘留，并追究刑事责任。

第二十八章 西安交通大学医学院第一附属医院新生儿死亡事件

1. 事件

2008年9月，西安交通大学医学院第一附属医院新生儿科9名新生儿自9月3日起相继出现发热、肝脾肿大、心率加快等临床症状，其中8名新生儿于9月5日至9月15日发生弥漫性血管内凝血而相继死亡，1名新生儿经医院治疗好转。

2. 调查

卫生部于9月23日接到关于该事件的举报信息后，立即组织专家调查组赶赴该院，与陕西省专家调查组共同开展实地调查。调查中发现该院存在以下问题。

(1) 医院管理工作松懈，医疗安全意识不强。该院对《医院感染管理办法》及有关医院管理的规定执行不力，医院管理工作松懈，在医疗安全保障方面存在纰漏；医院感染管理的规章制度不健全，没有全面落实诊疗技术规范和医院感染管理的工作制度；部分医务人员工作责任心不强，思想麻痹。

(2) 忽视医院感染管理，未尽感染防控职责。该院对预防和控制医院感染工作不重视，未按照《医院感染管理办法》的规定建立医院感染管理责任制，尚未建立独立的医院感染管理部门并履行相应的职责。该院的感染控制工作隶属于医务部，削弱了医院感染管理的力度，加之医院感染管理人员配置不足，难以高质量完成预防和控制医院感染的各项管理、业务工作，难以保证对医院感染的重点部门和环节实施监督检测、检查和指导。

(3) 缺失医院感染监测，瞒报医院感染事件。该院没有按照《医院感染管理办法》的规定建立有效的医院感染监测制度，不能及时发现医院感染病例和医院感染暴发，更没有分析感染源、感染途径，无法采取有效的处理和控制措施。医院新生儿科在短时间内连续发生多起感染和死亡病例，医院未予报告，存在瞒报重大医院感染事件的事实。

(4) 感染防控工作薄弱，诸多环节存在隐患。发生严重医院感染事件的新生儿科在建筑布局、工作流程、消毒隔离等方面存在明显缺陷。新生儿科建筑布局和工作流程不合理，人流与物流相互交叉；对部分新生儿使用的物品和器具采用了错误的消毒方法；医务人员没有规范地进行手卫生；用于新生儿的肝素封管液无使用时间标识等。据对部分医务人员的手、病房物体表面、新生儿使用的奶瓶和奶嘴、新生儿暖箱注水口等进行检测，发现细菌超标严重，有金黄色葡萄球菌、肺炎克雷伯杆菌的明显污染。

3. 结论

经专家组调查，认为该事件为医院感染所致，是一起严重的医院感染事件。

4. 处理

(1) 撤销西安交通大学医学院第一附属医院院长和主管副院长的行政职务，免去新生儿科主任、护士长的职务，免去医务科、护理部等职能部门负责人的职务。

(2) 死婴家属分别得到18万元赔偿金，并退还死婴家属治疗费用。

第二十九章 山西太原透析患者 HCV 感染事件

1. 事件

2008 年 12 月至 2009 年 1 月，太原公交公司职工医院 47 名透析患者中有 20 人发生 HCV 感染，其中 14 名患者曾在山西煤炭中心医院进行过血液透析。

2. 调查

两所医院违反了《血液透析器复用操作规范》，血液透析器处理过程不规范，没有进行测漏试验和质量监测，消毒方法不正确。特别是太原公交公司职工医院，对丙肝抗体阳性患者没有实施专机血液透析和专区处理血液透析器，并使用工业用过氧乙酸对血液透析器进行消毒，存在交叉感染和安全隐患。

3. 结论

主要问题在于缺失有关规章制度，重复使用一次性血液透析器，存在诸多交叉感染的隐患。

4. 处理

(1) 山西省卫生厅、太原市卫生局高度重视，于 3 月 3 日责令太原公交公司职工医院停业整顿，对山西煤炭中心医院下达了整改意见。

(2) 撤销太原公交公司职工医院主持工作的常务副院长和副院长的职务并给予行政记过处分。

(3) 撤销山西煤炭中心医院主管副院长的职务并予以警告处分。

(4) 两所医院的血液透析室主任、护士长被免职。

(5) 汲取教训，在全国范围深入开展医院感染管理工作专项检查。加强组织管理，实施责任追究。完善规章制度，规范执业行为。进行专项检查，加大整改力度。

第三十章 天津市蓟县妇幼保健院发生新生儿医院感染事件

1. 事件

2009 年 3 月 18 日至 19 日，天津市蓟县妇幼保健院有 6 例重症患儿转到北京市儿童医院治疗，其中，3 例患儿诊断为新生儿败血症，血培养结果均为阴沟肠杆菌阳性。6 例重症感染患儿中有 5 例患儿死亡。

2. 调查

经过卫生部专家组调查，存在如下问题。

(1) 漠视工作要求，存在安全隐患。蓟县卫生局对卫生部关于加强医院管理及医疗安全的工作要求置若罔闻、熟视无睹，特别是在卫生部通报西安交通大学医学院第一附属医院新生儿科发生严重医院感染事件，开展医疗安全百日专项检查活动并再三要求加强医院感染管理和医疗安全工作的形势下，对所辖医疗机构的医疗安全隐患排查不力，对蓟县妇幼保健院存在的问题视而不见，见而不管，监管不到位。

(2) 责任意识淡化，管理工作松懈。蓟县妇幼保健院不重视医疗质量和医疗安全管理，未从西安交通大学医学院第一附属医院新生儿严重医院感染事件中汲取教训、引以为戒，没有按照卫生部工作要求开展自查自纠，有令不行、有禁不止。主要负责人医疗安全意识淡薄，管理松懈，该院规章制度不健全、不落实，对临床诊疗、安全用药及医院感染防控等制度执行不力，存在医疗安全隐患。该院新生儿科的部分病室收治儿童和成人脑瘫康复患者，部分病室空床租给家属留宿，患儿家属自由出入病区，人员混杂。

(3) 建筑布局不合理，基本条件不完善。该院新生儿科建筑布局及工作流程不符合环境卫生学和感染控制的要求，基本设备、设施配备不全，医务人员数量不足，不能保证规章制度和工作措施的落实到位。新生儿科未设新生儿专用的洗澡和配奶区域，不能满足临床医疗工作的需要。

(4) 忽视医院感染防控工作，缺乏医院感染事件报告意识。未按照卫生部《医院感染管理办法》的要求设立独立的医院感染管理部门并履行相应的职责，仅有 1 名医院感染管理人员兼职负责医院感染工作，不能有效监督、检查和指导新生儿科、手术室、供应室、产科等医院感染重点部门医院感染防控工作。新生儿科在短时间内连续出现多起新生儿感染病例的聚集性发生，相关医务人员缺乏报告意识，没有采取有效应对措施。

(5) 消毒及诊疗措施不当，存在严重医疗缺陷。对该院新生儿重症监护室暖箱取样检测结果显示，暖箱污染严重，清洁消毒不彻底。新生儿吸氧所用湿化瓶不更换。对收入新生儿重症监护室的患儿在入院诊断、抗菌药物使用、给氧等方面均有明显不当，存在严重医疗缺陷。

3. 结论

卫生部专家确定该事件是由于天津市蓟县妇幼保健院新生儿室管理混乱并存在严重医疗缺陷造成的一起严重的新生儿医院感染事件。

4. 处理

事件发生后，天津市委、市政府高度重视。天津市卫生局积极救治患儿，指导蓟县妇幼保健院进行彻底整改，并开展全市医疗机构的全面检查。蓟县县委、县政府根据调查结果对有关责任人作出处理，免去蓟县卫生局局长、党委书记的职务；撤销蓟县妇幼保健院院长、党支部书记和副院长的职务；免去医务科主任、新生儿科主任、新生儿科护士长的职务。天津市卫生局已将该事件通报全市，卫生部将该事件通报全国。

第三十一章　广东省汕头潮阳区谷饶镇华侨医院剖宫产患者手术切口感染事件

1. 事件

2009 年 10 月 9 日至 12 月 27 日，广东省汕头潮阳区谷饶镇华侨医院的 38 名剖宫产患者中，共有 18 名发生手术切口感染。

2. 调查

经调查，该事件是由于手术器械清洗不彻底，存有血迹。手术用剪刀、缝合针、刀片及换药用剪刀等用戊二醛浸泡、灭菌不合格导致手术切口感染，病原菌为快速生长型分枝杆菌。对灭菌效果未实施有效检测，手术用外科手消毒剂不合格。

3. 结论

手术器械灭菌效果及外科手消毒剂不合格，存在严重的安全隐患。忽视医院感染管理，规章制度不健全、不落实。医务人员医院感染防控意识淡薄，防控知识欠缺。

4. 处理

(1) 2010 年 2 月 4 日，潮阳区卫生局对谷饶镇华侨医院 9 名相关责任人分别作出行政记过、记大过、行政撤职、工资降级等行政处分，其中对院长、分管副院长的处分按规定上报区纪委监察局审理决定后给予行政记过、记大过，对科室主任、护士长给予撤职处分。

(2) 继续停止该医院手术室等任何可疑科室的诊疗活动。

附录1　医院感染暴发报告及处置管理规范

第一章　总　则

第一条　为规范医院感染暴发报告的管理，提高医院感染暴发处置能力，最大限度地降低医院感染对患者造成的危害，保障医疗安全，根据《医院感染管理办法》，制定本规范。

第二条　本规范适用于各级各类医院，其他医疗机构发生的医源性感染暴发的报告及处置工作依照本规范管理。

第三条　医院感染暴发报告范围，包括疑似医院感染暴发和医院感染暴发。

第四条　医院感染暴发报告管理遵循属地管理、分级报告的原则。

第五条　卫生部和国家中医药管理局负责全国医院感染暴发报告及处置的管理工作。

县级及以上地方卫生、中医药行政部门负责本辖区内的医院感染暴发报告及处置的管理工作。

第二章　组织管理

第六条　医院应当建立医院感染暴发报告管理责任制，明确法定代表人为第一责任人，制订并落实医院感染暴发报告的规章制度、工作程序和处置工作预案，有效控制医院感染暴发。

第七条　医院应当明确医院感染管理委员会、医院感染管理部门、医院感染管理专（兼）职人员及相关部门医务人员在医院感染暴发报告及处置工作中的职责，做到分工明确，反应快速，管理规范。

第八条　县级及以上地方卫生、中医药行政部门应当建立并完善医院感染暴发报告及处置管理的工作程序，提高医院感染暴发的防控和处置水平。

第九条　卫生部和国家中医药管理局负责组织对重大医院感染暴发事件进行调查和业务指导。

各级卫生、中医药行政部门负责组织对本辖区内的医院感染暴发事件进行调查和业务指导。

第三章　报告程序

第十条　医院发现以下情形时，应当于12 h内向所在地县级卫生行政部门报告，并同时向所在地疾病预防控制机构报告。

（一）5 例以上疑似医院感染暴发；

（二）3 例以上医院感染暴发。

第十一条　县级卫生行政部门接到报告后，应当于 24 h 内逐级上报至省级卫生行政部门。

第十二条　省级卫生行政部门接到报告后组织专家进行调查，确认发生以下情形的，应当于 24 h 内上报至卫生部。

（一）5 例以上医院感染暴发；

（二）由于医院感染暴发直接导致患者死亡；

（三）由于医院感染暴发导致 3 人以上人身损害后果。

中医医院（含中西医结合医院、民族医医院）发生医院感染暴发的，省级卫生行政部门应当会同省级中医药管理部门共同组织专家进行调查，确认发生以上情形的，省级中医药管理部门应当向国家中医药管理局报告。

第十三条　医院发生以下情形时，应当按照《国家突发公共卫生事件相关信息报告管理工作规范（试行）》的要求，在 2 h 内向所在地县级卫生行政部门报告，并同时向所在地疾病预防控制机构报告。所在地的县级卫生行政部门确认后，应当在 2 h 内逐级上报至省级卫生行政部门。省级卫生行政部门进行调查，确认发生以下情形的，应当在 2 h 内上报至卫生部。

（一）10 例以上的医院感染暴发；

（二）发生特殊病原体或者新发病原体的医院感染；

（三）可能造成重大公共影响或者严重后果的医院感染。

中医医院（含中西医结合医院、民族医医院）发生上述情形时，省级中医药管理部门应当向国家中医药管理局报告。

第十四条　省级卫生行政部门和省级中医药管理部门上报卫生部和国家中医药管理局的医院感染暴发信息，内容包括：医院感染暴发发生的时间和地点、感染初步诊断、累计感染人数、感染者目前健康状况、感染者主要临床症候群、疑似或者确认病原体、感染源、感染途径及事件原因分析、相关危险因素主要检测结果、采取的控制措施、事件结果及下一步整改工作情况等。

省级卫生行政部门可以根据本规范要求，结合实际制订本辖区内的各级各类医院上报医院感染暴发信息的具体要求。

第四章　处置工作

第十五条　医院发生疑似医院感染暴发或者医院感染暴发，应当及时采取有效处理措施，控制感染源，切断传播途径，积极实施医疗救治，保障医疗安全。

第十六条　医院发生疑似或者确认医院感染暴发时，应当及时开展现场流行病学调查、环境卫生学检测以及有关的标本采集、病原学检查等工作。

第十七条　县级及以上地方卫生行政部门接到报告后，应当及时组织有关专家指导医院开展医院感染暴发的医疗救治及调查处置工作，提供相应的技术支持。

卫生部接到报告后，可以根据实际需要组织有关专家提供技术支持，降低医院感染对患者的危害。

第十八条 各级卫生、中医药行政部门应当加强医院感染暴发报告和处置能力建设，加强人员相关知识、技能的培训，提高其医院感染暴发报告和处置水平。

第五章 质量管理

第十九条 省级卫生、中医药行政部门可以委托医院感染管理质量控制中心，开展本辖区内医院感染管理工作及医院感染暴发报告和处置工作的质量管理。

第二十条 各级卫生行政部门及医院感染管理质量控制中心应当对本辖区内的医院感染管理工作及医院感染暴发的报告、处置工作进行质量评估和检查指导。

第二十一条 医院应当对医院感染暴发的调查处置工作予以配合，不得拒绝和阻碍，不得提供虚假材料。

第二十二条 卫生、中医药行政部门发现医院存在医院感染暴发报告不及时，瞒报、缓报和谎报或者授意他人瞒报、缓报和谎报情形的，应当按照有关规定对相关责任人进行处理。

第六章 附 则

第二十三条 本办法中下列用语的含义。

（一）医院感染：指病人在医院内获得的感染，包括在住院期间发生的感染和在医院内获得、出院后发生的感染，但不包括入院前已开始或者入院时已处于潜伏期的感染。医院工作人员在医院内获得的感染也属于医院感染。

（二）医源性感染：指在医学服务中，因病原体传播引起的感染。

（三）特殊病原体的医院感染：指发生甲类传染病或依照甲类传染病管理的乙类传染病的医院感染。

（四）医院感染暴发：指在医疗机构或其科室的患者中，短时间内发生3例以上同种同源感染病例的现象。

（五）疑似医院感染暴发：指在医疗机构或其科室的患者中，短时间内出现3例以上临床症候群相似、怀疑有共同感染源的感染病例；或者3例以上怀疑有共同感染源或感染途径的感染病例现象。

第二十四条 本规范自2009年10月1日起施行。

附录 2　医院感染监测规范(WS/T 312—2009)

前　言

附录 A～附录 H 均为规范性附录。

本标准由卫生部医院感染控制标准专业委员会提出。

本标准主要起草单位:中南大学湘雅医院、北京大学第一医院、华中科技大学同济医学院附属协和医院、山东省立医院、浙江大学医学院附属第二医院。

本标准主要起草人:吴安华、任南、李六亿、文细毛、邓敏、李卫光、陆群、龚瑞娥、吕一欣。

1. 范围

本标准规定了医院感染监测的管理与要求、监测方法及医院感染监测质量保证。

本标准适用于医院和妇幼保健院。有住院床位的其他医疗机构参照执行。

2. 规范性引用文件

下列文件中的条款通过本标准的引用而成为本标准的条款。凡是标注日期的引用文件,其随后所有的修改(不包括勘误内容)或修订版均不适用于本标准,然而,鼓励根据本标准达成协议的各方研究是否可使用这些文件的最新版本。凡不注明日期的引用文件,其最新版本适用于本标准。

国家突发公共卫生事件相关信息报告管理工作规范(试行)　　卫生部 2006 年

国家突发公共卫生事件应急预案　　卫生部 2006 年

3. 术语和定义

3.1　医院感染监测 nosocomial infection surveillance

长期、系统、连续地收集、分析医院感染在一定人群中的发生、分布及其影响因素,并将监测结果报送和反馈给有关部门和科室,为医院感染的预防、控制和管理提供科学依据。

3.2　患者日医院感染发病率 nosocomial infection incidence per patient-day

是一种累计暴露时间内的发病密度,指单位住院时间内住院患者新发医院感染的频率,单位住院时间通常用 1000 个患者住院日表示。

3.3　全院综合性监测 hospital-wide surveillance

连续不断地对所有临床科室的全部住院患者和医务人员进行医院感染及其有关危险因素的监测。

3.4　目标性监测 target surveillance

针对高危人群、高发感染部位等开展的医院感染及其危险因素的监测,如重症监护病房医院感染监测、新生儿病房医院感染监测、手术部位感染监测、抗菌药物临床应用与细菌耐药性监测等。

3.5　抗菌药物 antimicrobial agents

具杀菌或抑菌活性、主要供全身应用(含口服、肌内注射、静脉注射、静脉滴注等,部分也可以用于局部)的各种抗生素、磺胺类、咪唑类、硝咪唑类、喹诺酮类、呋喃类等化学药物。通常不包括抗寄生虫药物、抗病毒药物、抗结核药物和局部使用抗菌药物等。

3.6　抗菌药物使用率 usage rate of antibiotic

出院患者中使用抗菌药物的比率。

3.7　抗菌药物使用剂量 dose of antibiotic use

住院患者抗菌药物的每日使用量。

3.8　规定日剂量频数(DDD 频数)number of Defined Daily Dose

为某一抗菌药物的总消耗量除以该药的规定日剂量。

4. 监测的管理与要求

4.1　医院应建立有效的医院感染监测与通报制度,及时诊断医院感染病例,分析发生医院感染的危险因素,采取针对性的预防与控制措施。并应将医院感染监测控制质量纳入医疗质量管理考核体系。

4.2　医院应培养医院感染控制专职人员和临床医务人员识别医院感染暴发的意识与能力。发生暴发时应分析感染源、感染途径,采取有效的控制措施。

4.3　医院应建立医院感染报告制度,发生下列情况的医院感染暴发,医疗机构应报告所在地的县(区)级地方人民政府卫生行政部门。报告包括初次报告和订正报告,订正报告应在暴发终止后一周内完成。报告表见附录 A。

4.3.1　医疗机构经调查证实发生以下情形时,应于 12 h 内向所在地的县级地方人民政府卫生行政部门报告,并同时向所在地疾病预防控制机构报告。

a) 5 例以上的医院感染暴发。

b) 由于医院感染暴发直接导致患者死亡。

c) 由于医院感染暴发导致 3 人以上人身损害后果。

4.3.2　医疗机构发生以下情形时,应按照《国家突发公共卫生事件相关信息报告管理工作规范(试行)》的要求在 2 h 内进行报告。

a) 10 例以上的医院感染暴发事件。

b) 发生特殊病原体或者新发病原体的医院感染。

c) 可能造成重大公共影响或者严重后果的医院感染。

4.3.3　医疗机构发生的医院感染和医院感染暴发属于法定传染病的,还应当按照《中华人民共和国传染病防治法》和《国家突发公共卫生事件应急预案》的规定进行报告。

4.4 医院应制定切实可行的医院感染监测计划，如年计划、季度计划等。监测计划内容主要包括人员、方法、对象、时间等。

4.5 医院应按以下要求开展医院感染监测。

a）新建或未开展过医院感染监测的医院，应先开展全院综合性监测。监测时间应不少于2年。

b）已经开展2年以上全院综合性监测的医院应开展目标性监测。目标性监测持续时间应连续6个月以上。

c）医院感染患病率调查应每年至少开展一次。

4.6 人员与设施

4.6.1 人员要求 医院应按每200～250张实际使用病床，配备1名医院感染专职人员；专职人员应接受监测与感染控制知识、技能的培训并熟练掌握。

4.6.2 设施要求 医院应在医院信息系统建设中，完善医院感染监测系统与基础设施；医院感染监测设施运转正常。

5. 监测

5.1 医院感染监测方法 根据监测范围，分为全院综合性监测和目标性监测。

5.1.1 全院综合性监测，具体监测方法按照附录B进行。

5.1.2 目标性监测

5.1.2.1 手术部位感染的监测，具体监测方法按照附录C进行。

5.1.2.2 成人及儿童重症监护病房（ICU）医院感染监测，具体监测方法按照附录D进行。

5.1.2.3 新生儿病房医院感染监测，具体监测方法按照附录E进行。

5.1.2.4 细菌耐药性监测，具体监测方法按照附录F进行。

5.2 医院感染调查方法

5.2.1 患病率调查，了解住院患者医院感染患病率。具体调查方法按照附录G进行。

5.2.2 临床抗菌药物使用调查，帮助了解患者抗菌药物使用率。具体调查方法按照附录H进行。

5.3 监测信息的收集

5.3.1 宜主动收集资料。

5.3.2 患者感染信息的收集包括查房、病例讨论、查阅医疗与护理记录、实验室与影像学报告和其他部门的信息。

5.3.3 病原学信息的收集包括临床微生物学、病毒学、病理学和血清学检查结果。

5.3.4 收集和登记患者基本资料、医院感染信息、相关危险因素、病原体及病原菌的药物敏感试验结果和抗菌药物的使用情况。

附录 A

(规范性附录)

医院感染暴发报告表

□初次 □订正

A.1 开始时间:____年____月____日 *至____年____月____日

A.2 发生地点:____________医院(妇幼保健院) ____________病房(病区)

A.3 感染初步诊断:____________; *医院感染诊断:____________

A.4 可能病原体:____________; *医院感染病原体:____________

A.5 累计患者数:____________例; *感染患者数:____________例

A.6 患者感染预后情况:痊愈______例,正在治疗______例,病危______例,死亡______例

A.7 可能传播途径:呼吸道( )、消化道( )、接触传播( )、血液体液( )、医疗器械(侵入性操作)( )、不明( )。 *传播途径:____________

A.8 可能感染源:患者、医务人员、医疗器械、医院环境、食物、药物、探视者、陪护者、感染源不明。 *感染源:____________

A.9 感染患者主要相同临床症状:____________________________________

A.10 医院环境卫生学主要监测结果:____________________________________

A.11 感染患者主要影像学检查结果(X光、CT、MRI、B超):____________________

A.12 感染患者主要病原学检查结果(涂片革兰染色、培养、病毒检测结果、血清学检查结果、同源性检查结果等):____________________________________

A.13 暴发的详细描述(主要包括暴发开始时间、地点、罹患情况、主要临床表现与实验室检查结果、调查处置经过与效果、暴发原因初步分析、*需要总结的经验等):

报告单位: 填表人: 报告日期: 联系人电话(手机):

详细通讯地址与邮政编码:

填表注意事项:分初次报告和订正报告,请标明并逐项填写,带*号的内容供订正报告时填写。暴发事件的详细描述本表不够时可另附纸填写。

附录 B
（规范性附录）
全院综合性监测

B.1　监测对象　住院患者（监测手术部位感染发病率时可包括出院后一定时期内的患者）和医务人员。

B.2　监测内容（最小数据量要求）

B.2.1　基本情况：监测月份、住院号、科室、床号、姓名、性别、年龄、入院日期、出院日期、住院天数、住院费用、疾病诊断、疾病转归（治愈、好转、未愈、死亡、其他）、切口类型（清洁切口、清洁-污染切口、污染切口）。

B.2.2　医院感染情况：感染日期、感染诊断、感染与原发疾病的关系（无影响、加重病情、直接死亡、间接死亡）、医院感染危险因素（中心静脉插管、泌尿道插管、使用呼吸机、气管插管、气管切开、使用肾上腺糖皮质激素、放射治疗、抗肿瘤化学治疗、免疫抑制剂）及相关性、医院感染培养标本名称、送检日期、病原体名称、药物敏感试验结果。

B.2.3　监测月份患者出院情况：按科室记录出院人数，按疾病分类记录出院人数，按高危疾病记录出院人数，按科室和手术切口类型记录出院人数或者同期住院患者住院日总数。

B.3　监测方法　宜采用主动监测，感染控制专职人员主动、持续地对调查对象的医院感染发生情况进行跟踪观察与记录。

B.3.1　各医院应建立医院感染报告制度，临床科室医师应及时报告医院感染病例。

B.3.2　各医院应制定符合本院实际的、切实可行的医院感染监测计划并付诸实施。

B.3.3　专职人员应以查阅病历和临床调查患者相结合的方式调查医院感染病例。

B.3.4　医院感染资料的来源，包括以患者为基础和以实验室检查结果为基础的信息。

B.4　资料分析

B.4.1　医院感染发病率

$$\text{医院感染（例次）发病率}=\frac{\text{同期新发医院感染病例（例次）数}}{\text{观察期间危险人群人数}}\times 100\% \qquad (1\text{-}1)$$

观察期间危险人群人数以同期出院人数替代。

B.4.2　日医院感染发病率

$$日医院感染(例次)发病率=\frac{观察期间内医院感染新发病例(例次)数}{同期住院患者住院日总数}\times 1000‰ \quad (1\text{-}2)$$

B.5　总结和反馈

结合历史同期和上月医院感染发病率资料，对资料进行总结分析，提出监测中发现的问题，报告医院感染管理委员会并向临床科室反馈监测结果和分析建议。

附录 C
(规范性附录)
手术部位感染监测

C.1　监测对象　被选定监测手术的所有择期和急诊手术患者。

C.2　监测内容

C.2.1　基本资料　监测月份、住院号、科室、床号、姓名、性别、年龄、调查日期、疾病诊断、切口类型(清洁切口、清洁-污染切口、污染切口)。

C.2.2　手术资料　手术日期、手术名称、手术腔镜使用情况、危险因素评分标准(见表 C.1)，包括手术持续时间、手术切口清洁度分类、美国麻醉协会(ASA)评分(见表 C.2)、围手术期抗菌药物使用情况、手术医师。

C.2.3　手术部位感染资料　感染日期与诊断、病原体。

C.3　监测方法

C.3.1　宜采用主动的监测方法；也可专职人员监测与临床医务人员报告相结合；宜住院监测与出院监测相结合。

C.3.2　每例监测对象应填写手术部位感染监测登记表。

表 C.1　危险因素评分标准

危险因素	评分标准	分值
手术时间/h	≤75 百分位数	0
	>75 百分位数	1
切口清洁度	清洁、清洁-污染	0
	污染	1
ASA 评分	Ⅰ、Ⅱ	0
	Ⅲ、Ⅳ、Ⅴ	1

附 C.2 ASA 评分表

分级	分值	标准
Ⅰ级	1	健康。除局部病变外，无全身性疾病。如全身情况良好的腹股沟疝。
Ⅱ级	2	有轻度或中度的全身疾病。如轻度糖尿病和贫血，新生儿和 80 岁以上老年人。
Ⅲ级	3	有严重的全身性疾病，日常活动受限，但未丧失工作能力。如重症糖尿病。
Ⅳ级	4	有生命危险的严重全身性疾病，已丧失工作能力。
Ⅴ级	5	病情危急，属紧急抢救手术。如主动脉瘤破裂等。

C.4 资料分析

C.4.1 手术部位感染发病率

$$\text{手术部位感染发病率}=\frac{\text{指定时间内某种手术患者的手术部位感染数}}{\text{指定时间内某种手术患者数}}\times 100\% \tag{1-3}$$

C.4.2 不同危险指数手术部位感染发病率

$$\text{某危险指数手术部位感染发病率}=\frac{\text{指定手术该危险指数患者的手术部位感染数}}{\text{指定手术某危险指数患者的手术例数}}\times 100\% \tag{1-4}$$

C.4.3 外科医师感染发病专率

C.4.3.1 外科医师感染发病专率

$$\text{某外科医师感染发病专率}=\frac{\text{该医师在该时期的手术部位感染病例数}}{\text{某医师在某时期进行的手术病例数}}\times 100\% \tag{1-5}$$

C.4.3.2 不同危险指数等级的外科医师感染发病专率

$$\text{某医师不同危险指数感染发病专率}=\frac{\text{该医师不同危险指数等级患者的手术部位感染例数}}{\text{某医师不同危险指数等级患者手术例数}}\times 100\% \tag{1-6}$$

C.4.3.3 平均危险指数

$$\text{平均危险指数}=\frac{\sum(\text{危险指数等级}\times\text{手术例数})}{\text{手术例数总和}} \tag{1-7}$$

C.4.3.4 医师调正感染发病专率

$$\text{医师调正感染发病专率}=\frac{\text{某医师的感染专率}}{\text{某医师的平均危险指数等级}} \tag{1-8}$$

C.5 总结和反馈

结合历史同期资料进行总结分析，提出监测中发现的问题，报告医院感染管理委员会，并向临床科室反馈监测结果和建议。

附录 D
(规范性附录)
成人及儿童生病监护病房(ICU)医院感染监测

D.1　ICU 感染

指患者在 ICU 发生的感染，即患者住进 ICU 时，该感染不存在也不处于潜伏期；患者转出 ICU 到其他病房后，48 h 内发生的感染仍属 ICU 感染。

D.2　监测对象

ICU 患者。

D.3　监测内容

D.3.1　基本资料　监测月份、住院号、科室、床号、姓名、性别、年龄、疾病诊断、疾病转归(治愈、好转、未愈、死亡、其他)。

D.3.2　医院感染情况　感染日期、感染诊断、感染与侵入性操作相关性(中心静脉插管、泌尿道插管、使用呼吸机)、医院感染培养标本名称、送检日期、检出病原体名称、药物敏感结果。

D.3.3　ICU 患者日志　每日记录新住进患者数、住在患者数、中心静脉插管、泌尿道插管及使用呼吸机人数、记录临床病情分类等级及分值(见表 D.1)。

表 D.1　临床病情分类标准及分值

分类级别	分值	分类标准
A 级	1 分	需要常规观察，不需加强护理和治疗，(包括手术后只需观察的患者)。这类患者常在 48 h 内从 ICU 转出。
B 级	2 分	病情稳定，但需要预防性观察，不需要加强护理和治疗的患者，例如某些患者因需要排除心肌炎、心肌梗死以及因需要服药而在 ICU 过夜观察。
C 级	3 分	病情稳定，但需要加强护理和/或监护的患者，如昏迷患者或出现慢性肾衰的患者。
D 级	4 分	病情不稳定，需要加强护理和治疗，需要经常评价和调整治疗方案的患者。如心律不齐、糖尿病酮症酸中毒(但尚未出现昏迷、休克、DIC)。
E 级	5 分	病情不稳定，且处于昏迷或休克状态，需要心肺复苏或需要加强护理治疗，并需要经常评价护理和治疗效果的患者。

D.4　监测方法

D.4.1　宜采用主动监测，也可专职人员监测与临床医务人员报告相结合。

D.4.2　填写医院感染病例登记表。

D.4.3 每天填写 ICU 患者日志，见表 D.2。

D.4.4 ICU 患者各危险等级登记表，见表 D.3。

表 D.2 ICU 患者日志

ICU 科别：内科、外科、妇科、儿科、综合、其他

监测月份：　　　年　　月

日　期	新住进患者数[a]	住在患者数[b]	留置导尿管患者数[c]	中心静脉插管患者数[d]	使用呼吸机患者数[e]
1					
2					
3					
…	…	…	…	…	…
28					
29					
30					
31					
合计[f]					

a：指当日新住进 ICU 的患者。

b：包括新住进和已住进 ICU 的患者。

c、d、e：均指当日使用的患者数。

f：为 ICU 患者日志各项的累计。

D.4.5 临床病情等级评定　对当时住在 ICU 的患者按“临床病情分类标准及分值”(见表 1-3)进行病情评定，每周一次(时间相对固定)，按当时患者的病情进行评定。每次评定后记录各等级(A、B、C、D 及 E 级)的患者数(见表 D.3)。

表 D.3 ICU 患者各危险等级登记表

临床病情等级	分值	第 1 周	第 2 周	第 3 周	第 4 周
A	1				
B	2				
C	3				
D	4				
E	5				

D.5 资料分析

D.5.1 病例感染发病率和患者日感染发病率

$$病例(例次)感染发病率=\frac{感染患者(例次)数}{处在危险中的患者数}\times 100\% \quad (1\text{-}9)$$

$$患者(例次)日感染发病率=\frac{感染患者(例次)数}{患者总住院日数}\times1000‰ \quad (1\text{-}10)$$

D.5.2 器械使用率及其相关感染发病率

D.5.2.1 器械使用率

$$尿道插管使用率=\frac{尿道插管患者日数}{患者总住院日数}\times100\% \quad (1\text{-}11)$$

$$中心静脉插管使用率=\frac{中心静脉插管日数}{患者总住院日数}\times100\% \quad (1\text{-}12)$$

$$呼吸机使用率=\frac{使用呼吸机日数}{患者总住院日数}\times100\% \quad (1\text{-}13)$$

$$总器械使用率=\frac{总器械使用日数}{患者总住院日数}\times100\% \quad (1\text{-}14)$$

D.5.2.2 器械相关感染发病率

$$\begin{matrix}泌尿道插管相关\\泌尿道感染发病率\end{matrix}=\frac{尿道插管患者中泌尿道感染人数}{患者尿道插管总日数}\times1000‰ \quad (1\text{-}15)$$

$$\begin{matrix}血管导管相关\\血流感染发病率\end{matrix}=\frac{中心静脉插管患者中血流感染人数}{患者中心静脉插管总日数}\times1000‰ \quad (1\text{-}16)$$

$$呼吸机相关肺炎感染发病率=\frac{使用呼吸机患者中肺炎人数}{患者使用呼吸机总日数}\times1000‰ \quad (1\text{-}17)$$

D.5.3 调整感染发病率

D.5.3.1 平均病情严重程度(分)

$$平均病情严重程度(分)=\frac{每周根据临床病情分类标准评定的患者总分值}{每周参加评定的\text{ICU}患者总数} \quad (1\text{-}18)$$

D.5.3.2 调整感染发病率

$$调整感染发病率=\frac{患者(例次)感染率}{平均病情严重程度} \quad (1\text{-}19)$$

D.6 总结和反馈

结合历史同期资料进行总结分析,提出监测中发现的问题,报告医院感染管理委员会,并向临床科室反馈监测结果和分析建议。

附录 E

(规范性附录)

新生儿病房医院感染监测

E.1 新生儿病房(包括新生儿重症监护室)医院感染:发生在新生儿病房或新生儿重症监护室的感染。

E.2　监测对象　新生儿病房或新生儿重症监护室进行观察、诊断和治疗的新生儿。

E.3　监测内容

E.3.1　基本资料　住院号、姓名、性别、天数、出生体重(BW,分≤1000 g,1001～1500 g,1501～2500 g,>2500 g四组。以下体重均指出生体重)。

E.3.2　医院感染情况　感染日期、感染诊断、感染与侵入性操作相关性(脐或中心静脉插管、使用呼吸机)、医院感染培养标本名称、送检日期、检出病原体名称、药物敏感结果。

E.3.3　新生儿日志　按新生儿体重每日记录新住进新生儿数、已住新生儿数、脐/中心静脉插管及使用呼吸机新生儿数。

E.4　监测方法

E.4.1　宜采用主动监测;也可专职人员监测与临床医务人员报告相结合。

E.4.2　新生儿发生感染时填写医院感染病例登记表。

E.4.3　填写新生儿病房日志(见表E.1)和月报表(见表E.2)。

表E.1　新生儿病房日志

监测月份：　　　年　　　月

日期	BW≤1000 g				BW 1001～1500 g				BW 1501～2500 g				BW>2500 g			
	新入院新生儿数[a]	已住新生儿数[b]	脐/中心静脉插管数[c]	使用呼吸机数[d]	新入院新生儿数[a]	已住新生儿数[b]	脐/中心静脉插管数[c]	使用呼吸机数[d]	新入院新生儿数[a]	已住新生儿数[b]	脐/中心静脉插管数[c]	使用呼吸机数[d]	新入院新生儿数[a]	已住新生儿数[b]	脐/中心静脉插管数[c]	使用呼吸机数[d]
1																
2																
…																
30																
31																
合计																

a:指当日新住进新生儿病房或新生儿重症监护室的新生儿数。

b:指当日住在新生儿病房或新生儿重症监护室的新生儿数,包括新住进和已住进新生儿病房或新生儿重症监护室的新生儿。

c:指当日应用该器械的新生儿数。若患者既置脐导管又置中心静脉导管,只记数一次。

d:指当日应用该器械的新生儿数。

表 E.2　新生儿病房或新生儿重症监护室月报表

监测时间：　　　年　　月

体重组别/g	新住进新生儿数	已住新生儿数	脐/中心静脉导管使用日数	使用呼吸机日数
≤1000				
1001～1500				
1501～2500				
>2500				

E.5　资料分析

E.5.1　日感染发病率

$$\text{不同体重组新生儿日感染发病率}=\frac{\text{不同出生体重组感染新生儿数}}{\text{不同出生体重组总住院日数}}\times 1000‰ \tag{1-20}$$

E.5.2　器械使用率及其相关感染发病率

E.5.2.1　器械使用率

$$\text{不同体重组新生儿血管导管使用率}=\frac{\text{不同体重组新生儿脐或中心静脉导管使用日数}}{\text{不同体重组新生儿总住院日数}}\times 100\% \tag{1-21}$$

$$\text{不同体重组新生儿呼吸机使用率}=\frac{\text{不同体重组新生儿使用呼吸机日数}}{\text{不同体重组新生儿总住院日数}}\times 100\% \tag{1-22}$$

$$\text{不同体重组新生儿总器械使用率}=\frac{\text{不同体重组新生儿器械（血管导管＋呼吸机）应用日数}}{\text{不同体重组新生儿住院日数}}\times 100\% \tag{1-23}$$

E.5.2.2　器械相关感染发病率

$$\text{不同体重组新生儿血管导管相关血流感染发病率}=\frac{\text{不同体重组脐或中心静脉插管血流感染新生儿数}}{\text{不同体重组新生儿脐或中心静脉插管日数}}\times 1000‰ \tag{1-24}$$

$$\text{不同体重呼吸机相关肺炎发病率}=\frac{\text{不同体重组使用呼吸机新生儿肺炎人数}}{\text{不同体重组新生儿使用呼吸机日数}}\times 1000‰ \tag{1-25}$$

E.6　总结和反馈

结合历史同期资料进行总结分析，提出监测中发现的问题，报告医院感染管理委员会，并向临床科室反馈监测结果和建议。

附录 F
（规范性附录）
细菌耐药性监测

F.1 细菌耐药性监测

监测临床分离细菌耐药性发生情况，包括临床上一些重要的耐药细菌的分离率，如耐甲氧西林金黄色葡萄球菌（MRSA），耐万古霉素肠球菌（VRE），泛耐药的鲍曼不动杆菌（PDR-AB）和泛耐药的铜绿假单胞菌（PDR-PA），产超广谱β-内酰胺酶（ESBLs）的革兰阴性细菌等。

F.2 监测调查对象

临床标本分离的病原菌。

F.3 监测内容

细菌、抗菌药物、药物敏感结果。

F.4 监测方法

统计、分析微生物室分离的细菌和药物敏感结果。

F.5 资料分析

F.5.1 不同病原体的构成比。

F.5.2 主要革兰阳性细菌的构成比及对抗菌药物的耐药率。

F.5.3 主要革兰阴性细菌的构成比及对抗菌药物的耐药率。

F.5.4 MRSA 占金黄色葡萄球菌的构成比及分离绝对数，对抗菌药物的耐药率。

F.5.5 泛耐药鲍曼不动杆菌（PDR-AB）和泛耐药铜绿假单胞菌（PDR-PA）的构成比及绝对分离数。

F.5.6 VRE 占肠球菌属细菌的构成比及分离绝对数，对抗菌药物的耐药率。

F.5.7 革兰阳性细菌产 ESBLs 的构成比及分离绝对数，对抗菌药物的耐药率。

F.6 总结和反馈

结合以往资料总结并公布监测结果，向临床医师和医院药事管理机构反馈。

附录 G
（规范性附录）
医院感染患病率调查

G.1 调查对象 指定时间段内所有住院患者。

G.2　调查内容

G.2.1　基本资料　监测月份、住院号、科室、床号、姓名、性别、年龄、调查日期、疾病诊断、切口类型(清洁切口、清洁-污染切口、污染切口)。

G.2.2　医院感染情况　感染日期、感染诊断、医院感染危险因素(动静脉插管、泌尿道插管、使用呼吸机、气管插管、气管切开、使用肾上腺糖皮质激素、放射治疗、抗肿瘤化学治疗、免疫抑制剂)及相关性、医院感染培养标本名称、送检日期、检出病原体名称。

G.2.3　按科室记录应调查人数与实际调查人数。

G.3　调查方法

G.3.1　应制定符合本院实际的医院感染患病率调查计划，培训调查人员。

G.3.2　应以查阅运行病历和床旁调查患者相结合的方式调查。

G.3.3　填写医院感染患病率调查表。

G.3.4　每病区(室)填写床旁调查表。

G.4　资料分析

G.4.1　医院感染患病率

$$\text{医院感染患病率}=\frac{\text{同期存在的新旧医院感染例(次)数}}{\text{观察期间实际调查的住院患者人数}}\times 100\% \qquad (1\text{-}26)$$

G.4.2　实查率

$$\text{实查率}=\frac{\text{实际调查住院患者数}}{\text{应调查住院患者数}}\times 100\% \qquad (1\text{-}27)$$

G.5　总结和反馈

结合历史同期资料进行总结分析，提出调查中发现的问题，报告医院感染管理委员会，并向临床科室反馈调查结果和建议。

附录 H

(规范性附录)

临床抗菌药物使用调查

H.1　目的

调查抗菌药物使用情况，促进抗菌药物的临床合理应用，预防耐药菌的产生。

H.2　调查对象

住院(出院)病历和门诊处方。

H.3　调查内容

H.3.1　基本资料　调查日期、住院号、科室、床号、患者姓名、性别、年龄、疾病诊断、切口类型(清洁切口、清洁-污染切口、污染切口)。

H.3.2　使用抗菌药物资料　感染诊断(全身感染、局部感染、无感染),用药方式(全身、局部),用药目的(治疗用药、预防用药、预防加治疗用药),联合用药(单用、二联、三联、四联及以上),细菌培养结果,使用抗菌药物名称,使用日剂量,用药天数,给药途径(口服、肌内注射、静脉注射或静脉滴注、其他)。

H.4　调查方法

H.4.1　可采用普查和抽样调查方法,调查某日或某时间段住院(出院)抗菌药物使用情况。

H.4.2　宜采用专职人员与临床医师和临床药师共同调查出院病历、运行病历或门诊处方。

H.5　资料分析

H.5.1　出院患者抗菌药物使用率

$$\text{出院患者抗菌药物使用率}=\frac{\text{使用抗菌药物患者数}}{\text{调查患者数}}\times 100\% \tag{1-28}$$

H.5.2　住院患者抗菌药物使用率

$$\text{住院患者抗菌药物使用率}=\frac{\text{使用抗菌药物患者数}}{\text{调查患者数}}\times 100\% \tag{1-29}$$

H.5.3　每千住院日某抗菌药物的 DDD 频数

$$\text{每千住院日某抗菌药物的 DDD 频数}=\frac{\text{抗菌药物的 DDD 频数}}{\text{累计住院日数}}\times 1000‰ \tag{1-30}$$

H.5.4　治疗使用抗菌药物构成比

$$\text{治疗使用抗菌药物构成比}=\frac{\text{治疗使用抗菌药物患者数}}{\text{总的使用抗菌药物患者数}}\times 100\% \tag{1-31}$$

H.5.5　预防性使用抗菌药物构成比

$$\text{预防性使用抗菌药物构成比}=\frac{\text{预防性使用抗菌药物患者数}}{\text{总的使用抗菌药物患者数}}\times 100\% \tag{1-32}$$

H.5.6　门诊处方抗菌药物使用率

$$\text{门诊处方抗菌药物使用率}=\frac{\text{使用抗菌药物处方数}}{\text{调查处方数}}\times 100\% \tag{1-33}$$

H.6　总结和反馈

抗菌药物调查资料应及时进行总结和反馈,对抗菌药物临床应用中存在的问题,提出解决办法,实施后再进行评价。

附录3　医院隔离技术规范(WS/T 311—2009)

1. 范围

本标准规定了医院隔离的管理要求、建筑布局与隔离要求、医务人员防护用品的使用和不同传播途径疾病的隔离与预防。

本标准适用于各级各类医院。

其他医疗机构参照执行。

2. 规范性引用文件

下列文件中的条款通过本标准的引用而成为本标准的条款。凡是标注日期的引用文件,其随后所有的修改(不包括勘误内容)或修订版均不适用于本标准,然而,鼓励根据本标准达成协议的各方研究是否可使用这些文件的最新版本。凡是不注明日期的引用文件,其最新版本适用于本标准。

GB 19082　区用一次性防护服技术要求

WS/T 313　医务人员手卫生规范

消毒技术规范　卫生部

3. 术语和定义

下列术语和定义适用于本标准。

3.1　感染源 source of infection

病原体自然生存、繁殖并排出的宿主或场所。

3.2　传播途径 modes of transmission

病原体从感染源传播到易感者的途径。

3.3　易感人群 susceptible hosts

对某种疾病或传染病缺乏免疫力的人群。

3.4　标准预防 standard precaution

针对医院所有患者和医务人员采取的一组预防感染措施。包括手卫生,根据预期可能的暴露选用手套、隔离衣、口罩、护目镜或防护面屏,以及安全注射。也包括穿戴合适的防护用品处理患者环境中污染的物品与医疗器械。

标准预防基于患者的血液、体液、分泌物(不包括汗液)、非完整皮肤和黏膜均可能含有感染性因子的原则。

3.5　空气传播 airborne transmission

带有病原微生物的微粒子(≤5 μm)通过空气流动导致的疾病传播。

3.6 飞沫传播 droplet transmission

带有病原微生物的飞沫核(>5 μm),在空气中短距离(1 m 内)移动到易感人群的口、鼻黏膜或眼结膜等导致的传播。

3.7 接触传播 contact transmission

病原体通过手、媒介物直接或间接接触导致的传播。

3.8 感染链 infection chain

感染在医院内传播的三个环节,即感染源、传播途径和易感人群。

3.9 个人防护用品 personal protective equipment,PPE

用于保护医务人员避免接触感染性因子的各种屏障用品。包括口罩、手套、护目镜、防护面罩、防水围裙、隔离衣、防护服等。

3.9.1 纱布口罩 mask

保护呼吸道免受有害粉尘、气溶胶、微生物及灰尘伤害的防护用品。

3.9.2 外科口罩 surgical mask

能阻止血液、体液和飞溅物传播的,医护人员在有创操作过程中佩带的口罩。

3.9.3 医用防护口罩 respirator

能阻止经空气传播的直径≤5 μm 感染因子或近距离(<1 m)接触经飞沫传播的疾病而发生感染的口罩。医用防护口罩的使用包括密合性测试、培训、型号的选择、医学处理和维护。

3.9.4 护目镜 protective glass

防止患者的血液、体液等具有感染性物质溅入人体眼部的用品。

3.9.5 防护面罩(防护面屏)face shield

防止患者的血液、体液等具有感染性物质溅到人体面部的用品。

3.9.6 手套 gloves

防止病原体通过医务人员的手传播疾病和污染环境的用品。

3.9.7 隔离衣 isolation gowns

用于保护医务人员避免受到血液、体液和其他感染性物质污染,或用于保护患者避免感染的防护用品。根据与患者接触的方式包括接触感染性物质的情况和隔离衣阻隔血液和体液的可能性选择是否穿隔离衣和选择其型号。

3.9.8 防护服 disposable gowns

临床医务人员在接触甲类或按甲类传染病管理的传染病患者时所穿的一次性防护用品。应具有良好的防水、抗静电、过滤效率和无皮肤刺激性,穿脱方便,结合部严密,袖口、脚踝口应为弹性收口。

3.10 隔离 isolation

采用各种方法、技术,防止病原体从患者及携带者传播给他人的措施。

3.11　清洁区 clean area

进行呼吸道传染病诊治的病区中不易受到患者血液、体液和病原微生物等物质污染及传染病患者不应进入的区域。包括医务人员的值班室、卫生间、男女更衣室、浴室以及储物间、配餐间等。

3.12　潜在污染区 potentially contaminated area

进行呼吸道传染病诊治的病区中位于清洁区与污染区之间、有可能被患者血液、体液和病原微生物等物质污染的区域。包括医务人员的办公室、治疗室、护士站、患者用后的物品、医疗器械等的处理室、内走廊等。

3.13　污染区 contaminated area

进行呼吸道传染病诊治的病区中传染病患者和疑似传染病患者接受诊疗的区域，包括被其血液、体液、分泌物、排泄物污染物品暂存和处理的场所。包括病室、处置室、污物间以及患者入院、出院处理室等。

3.14　两通道 two passages

进行呼吸道传染病诊治的病区中的医务人员通道和患者通道。医务人员通道、出入口设在清洁区一端，患者通道、出入口设在污染区一端。

3.15　缓冲间 buffer room

进行呼吸道传染病诊治的病区中清洁区与潜在污染区之间、潜在污染区与污染区之间设立的两侧均有门的小室，为医务人员的准备间。

3.16　负压病区(房)negative pressure ward(room)

通过特殊通风装置，使病区(病房)的空气按照由清洁区向污染区流动，使病区(病房)内的压力低于室外压力。负压病区(房)排出的空气需经处理，确保对环境无害。

3.17　床单位消毒 bed unit disinfection

对患者住院期间、出院、转院、死亡后所用的床及床周围物体表面进行的清洁与消毒。

3.18　终末消毒 terminal disinfection

传染源离开疫源地后，对疫源地进行的一次彻底的消毒，如传染病患者出院、转院或死亡后，对病室进行的最后一次消毒。

4. 隔离的管理要求

4.1　在新建、改建与扩建时，建筑布局应符合医院卫生学要求，并应具备隔离预防的功能，区域划分应明确、标识清楚。

4.2　应根据国家的有关法规，结合本医院的实际情况，制定隔离预防制度并实施。

4.3　隔离的实施应遵循“标准预防”和“基于疾病传播途径的预防”的原则。

4.4　应加强传染病患者的管理，包括隔离患者，严格执行探视制度。

4.5　应采取有效措施，管理感染源、切断传播途径和保护易感人群。

4.6　应加强医务人员隔离与防护知识的培训，为其提供合适、必要的防护用品，正确掌握常见传染病的传播途径、隔离方式和防护技术，熟练掌握操作规程。

4.7　医务人员的手卫生应符合 WS/T 313。

4.8　隔离区域的消毒应符合国家有关规定。

5. 建筑布局与隔离要求

5.1　建筑分区与隔离要求

5.1.1　医院建筑区域划分　根据患者获得感染危险性的程度，应将医院分为 4 个区域。

5.1.1.1　低危险区域　包括行政管理区、教学区、图书馆、生活服务区等。

5.1.1.2　中等危险区域　包括普通门诊、普通病房等。

5.1.1.3　高危险区域　包括感染疾病科(门诊、病房)等。

5.1.1.4　极高危险区域　包括手术室、重症监护病房、器官移植病房等。

5.1.2　隔离要求

5.1.2.1　应明确服务流程，保证洁、污分开，防止因人员流程、物品流程交叉导致污染。

5.1.2.2　根据建筑分区的要求，同一等级分区的科室宜相对集中，高危险区的科室宜相对独立，宜与普通病区和生活区分开。

5.1.2.3　通风系统应区域化，防止区域间空气交叉污染。

5.1.2.4　应按照 WS/T 313 的要求，配备合适的手卫生设施。

5.2　呼吸道传染病病区的建筑布局与隔离要求

5.2.1　适用于经呼吸道传播疾病患者的隔离。

5.2.2　建筑布局　应设在医院相对独立的区域，分为清洁区、潜在污染区和污染区，设立两通道和三区之间的缓冲间。缓冲间两侧的门不应同时开启，以减少区域之间空气流通。经空气传播疾病的隔离病区，应设置负压病室，病室的气压宜为－30 Pa，缓冲间的气压宜为－15 Pa。

5.2.3　隔离要求

5.2.3.1　应严格服务流程和三区的管理。各区之间界线清楚，标识明显。

5.2.3.2　病室内应有良好的通风设施。

5.2.3.3　各区应安装适量的非手触式开关的流动水洗手池。

5.2.3.4　不同种类传染病患者应分室安置。

5.2.3.5　疑似患者应单独安置。

5.2.3.6　受条件限制的医院，同种疾病患者可安置于一室，两病床之间距离不少于 1.1 m。

5.3　负压病室的建筑布局与隔离要求

5.3.1　适用于经空气传播疾病患者的隔离。

5.3.2 建筑布局 应设病室及缓冲间,通过缓冲间与病区走廊相连。病室采用负压通风,上送风、下排风;病室内送风口应远离排风口,排风口应置于病床床头附近,排风口下缘靠近地面但应高于地面10 cm。门窗应保持关闭。

5.3.2.1 病室送风和排风管道上宜设置压力开关型的定风量阀,使病室的送风量、排风量不受风管压力波动的影响。

5.3.2.2 负压病室内应设置独立卫生间,有流动水洗手和卫浴设施。配备室内对讲设备。

5.3.3 隔离要求

5.3.3.1 送风应经过初、中效过滤,排风应经过高效过滤处理,每小时换气6次以上。

5.3.3.2 应设置压差传感器,用来检测负压值,或用来自动调节不设定风量阀的通风系统的送、排风量。病室的气压宜为−30 Pa,缓冲间的气压宜为−15 Pa。

5.3.3.3 应保障通风系统正常运转,做好设备日常保养。

5.3.3.4 一间负压病室宜安排一个患者,无条件时可安排同种呼吸道感染疾病患者,并限制患者到本病室外活动。

5.3.3.5 患者出院所带物品应消毒处理。

5.4 感染性疾病病区的建筑布局与隔离要求

5.4.1 适用于主要经接触传播疾病患者的隔离。

5.4.2 建筑布局 应设在医院相对独立的区域,远离儿科病房、重症监护病房和生活区。设单独入、出口和入、出院处理室。

5.4.3 中小型医院可在建筑物的一端设立感染性疾病病区。

5.4.4 隔离要求

5.4.4.1 应分区明确,标识清楚。

5.4.4.2 不同种类的感染性疾病患者应分室安置;每间病室不应超过4人,病床间距应不少于1.1 m。

5.4.4.3 病房应通风良好,自然通风或安装通风设施,以保证病房内空气清新。

5.4.4.4 应配备适量非手触式开关的流动水洗手设施。

5.5 普通病区的建筑布局与隔离要求

5.5.1 建筑布局 在病区的末端,应设一间或多间隔离病室。

5.5.2 隔离要求

5.5.2.1 感染性疾病患者与非感染性疾病患者宜分室安置。

5.5.2.2 受条件限制的医院,同种感染性疾病、同种病原体感染患者可安置于一室,病床间距宜大于0.8 m。

5.5.2.3 病情较重的患者宜单人间安置。

5.5.2.4 病室床位数单排不应超过3床;双排不应超过6床。

5.6 门诊的建筑布局与隔离要求

5.6.1 建筑布局

5.6.1.1 普通门诊应单独设立出入口，设置问讯、预检分诊、挂号、候诊、诊断、检查、治疗、交费、取药等区域，流程清楚，路径便捷。

5.6.1.2 儿科门诊应自成一区，出入方便，并设预检分诊、隔离诊查室等。

5.6.1.3 感染疾病科门诊应符合国家有关规定。

5.6.2 隔离要求

5.6.2.1 普通门诊、儿科门诊、感染疾病科门诊宜分开挂号、候诊。

5.6.2.2 诊室应通风良好，应配备适量的流动水洗手设施和/或配备速干手消毒剂。

5.6.2.3 建立预检分诊制度，发现传染病患者或疑似传染病患者，应到专用隔离诊室或引导至感染疾病科门诊诊治，可能污染的区域应及时消毒。

5.7 急诊科(室)的建筑布局与隔离要求

5.7.1 建筑布局

5.7.1.1 应设单独出入口、预检分诊、诊查室、隔离诊查室、抢救室、治疗室、观察室等。

5.7.1.2 有条件的医院宜设挂号、收费、取药、化验、X 线检查、手术室等。

5.7.1.3 急诊观察室床间距应不小于 1.2 m。

5.7.2 隔离要求

5.7.2.1 应严格预检分诊制度，及时发现传染病患者及疑似患者，及时采取隔离措施。

5.7.2.2 各诊室内应配备非手触式开关的流动水洗手设施和/或配备速干手消毒剂。

5.7.2.3 急诊观察室应按病房要求进行管理。

6. 医务人员防护用品的使用

6.1 防护用品应符合国家相关标准，在有效期内使用。

6.2 口罩的使用

6.2.1 应根据不同的操作要求选用不同种类的口罩。

6.2.2 一般诊疗活动，可佩戴纱布口罩或外科口罩；手术室工作或护理免疫功能低下患者、进行体腔穿刺等操作时应戴外科口罩；接触经空气传播或近距离接触经飞沫传播的呼吸道传染病患者时，应戴医用防护口罩。

6.2.3 纱布口罩应保持清洁，每天更换、清洁与消毒，遇污染时及时更换。

6.2.4 应正确佩戴口罩，具体方法及注意事项见附录 A。

6.3 护目镜、防护面罩的使用

6.3.1 下列情况应使用护目镜或防护面罩。

a）在进行诊疗、护理操作，可能发生患者血液、体液、分泌物等喷溅时。

b）近距离接触经飞沫传播的传染病患者时。

c）为呼吸道传染病患者进行气管切开、气管插管等近距离操作，可能发生患者血液、体液、分泌物喷溅时，应使用全面型防护面罩。

6.3.2　佩戴前应检查有无破损，佩戴装置有无松懈。每次使用后应清洁与消毒。

6.3.3　护目镜、防护面罩的戴摘方法见附录 B。

6.4　手套的使用

6.4.1　应根据不同操作的需要，选择合适种类和规格的手套。

6.4.1.1　接触患者的血液、体液、分泌物、排泄物、呕吐物及污染物品时，应戴清洁手套。

6.4.1.2　进行手术等无菌操作、接触患者破损皮肤、黏膜时，应戴无菌手套。

6.4.2　应正确戴脱无菌手套，具体方法及注意事项见附录 C。

6.4.3　一次性手套应一次性使用。

6.5　隔离衣与防护服的使用

6.5.1　应根据诊疗工作的需要，选用隔离衣或防护服。防护服应符合 GB 19082 的规定。隔离衣应后开口，能遮盖住全部衣服和外露的皮肤。

6.5.2　下列情况应穿隔离衣。

a）接触经接触传播的感染性疾病患者如传染病患者、多重耐药菌感染患者等时。

b）对患者实行保护性隔离时，如大面积烧伤患者、骨髓移植患者等患者的诊疗、护理时。

c）可能受到患者血液、体液、分泌物、排泄物喷溅时。

6.5.3　下列情况应穿防护服。

a）临床医务人员在接触甲类或按甲类传染病管理的传染病患者时。

b）接触经空气传播或飞沫传播的传染病患者，可能受到患者血液、体液、分泌物、排泄物喷溅时。

6.5.4　应正确穿脱隔离衣和防护服，具体方法及注意事项见附录 D。

6.6　鞋套的使用

6.6.1　鞋套应具有良好的防水性能，并一次性应用。

6.6.2　从潜在污染区进入污染区时和从缓冲间进入负压病室时应穿鞋套。

6.6.3　应在规定区域内穿鞋套，离开该区域时应及时脱掉。发现破损应及时更换。

6.7　防水围裙的使用

6.7.1　分为重复使用的围裙和一次性使用的围裙。

6.7.2　可能受到患者的血液、体液、分泌物及其他污染物质喷溅、进行复用医疗器械的清洗时,应穿防水围裙。

6.7.3 重复使用的围裙,每班使用后应及时清洗与消毒。遇有破损或渗透时,应及时更换。

6.7.4 一次性使用围裙应一次性使用,受到明显污染时应及时更换。

6.8 帽子的使用

6.8.1 分为布制帽子和一次性帽子。

6.8.2 进入污染区和洁净环境前、进行无菌操作等时应戴帽子。

6.8.3 被患者血液、体液污染时,应立即更换。

6.8.4 布制帽子应保持清洁,每次或每天更换与清洁。

6.8.5 一次性帽子应一次性使用。

7. 不同传播途径疾病的隔离与预防

7.1 隔离原则

7.1.1 在标准预防的基础上,医院应根据疾病的传播途径(接触传播、飞沫传播、空气传播和其他途径传播),结合本院的实际情况,制定相应的隔离与预防措施。

7.1.2 一种疾病可能有多种传播途径时,应在标准预防的基础上,采取相应传播途径的隔离与预防。

7.1.3 隔离病室应有隔离标志,并限制人员的出入。黄色为空气传播的隔离,粉色为飞沫传播的隔离,蓝色为接触传播的隔离。

7.1.4 传染病患者或可疑传染病患者应安置在单人隔离房间。

7.1.5 受条件限制的医院,同种病原体感染的患者可安置于一室。

7.1.6 建筑布局符合第5章中相应的规定。

7.2 接触传播的隔离与预防 接触经接触传播疾病如肠道感染、多重耐药菌感染、皮肤感染等的患者,在标准预防的基础上,还应采用接触传播的隔离与预防。

7.2.1 患者的隔离

7.2.1.1 应限制患者的活动范围。

7.2.1.2 应减少转运;如需要转运时,应采取有效措施,减少对其他患者、医务人员和环境表面的污染。

7.2.2 医务人员的防护

7.2.2.1 接触隔离患者的血液、体液、分泌物、排泄物等物质时,应戴手套;离开隔离病室前,接触污染物品后应摘除手套,洗手和/或手消毒。手上有伤口时应戴双层手套。

7.2.2.2 进入隔离病室,从事可能污染工作服的操作时,应穿隔离衣;离开病室前,脱下隔离衣,按要求悬挂,每天更换清洗与消毒;或使用一次性隔离衣,用后按医疗废物管理要求进行处置。接触甲类传染病应按要求穿脱防护服,离开病室前,脱去防护服,防护服按医疗废物管理要求进行处置。

7.3　空气传播的隔离与预防　接触经空气传播的疾病，如肺结核、水痘等，在标准预防的基础上，还应采用空气传播的隔离与预防。

7.3.1　患者的隔离

7.3.1.1　无条件收治时，应尽快转送至有条件收治呼吸道传染病的医疗机构进行收治，并注意转运过程中医务人员的防护。

7.3.1.2　当患者病情容许时，应戴外科口罩，定期更换；并限制其活动范围。

7.3.1.3　应严格空气消毒。

7.3.2　医务人员的防护

7.3.2.1　应严格按照区域流程，在不同的区域，穿戴不同的防护用品，离开时按要求摘脱，并正确处理使用后物品。具体流程与操作见 7.9.2.3。

7.3.2.2　进入确诊或可疑传染病患者房间时，应戴帽子、医用防护口罩；进行可能产生喷溅的诊疗操作时，应戴护目镜或防护面罩，穿防护服，当接触患者及其血液、体液、分泌物、排泄物等物质时应戴手套。

7.3.2.3　防护用品使用的具体要求应遵循第 6 章的规定。

7.4　飞沫传播的隔离与预防　接触经飞沫传播的疾病，如百日咳、白喉、流行性感冒、病毒性腮腺炎、流行性脑脊髓膜炎等，在标准预防的基础上，还应采用飞沫传播的隔离预防。

7.4.1　患者的隔离

7.4.1.1　遵循 7.1 的要求对患者进行隔离与预防。

7.4.1.2　应减少转运；当需要转运时，医务人员应注意防护。

7.4.1.3　患者病情容许时，应戴外科口罩，并定期更换。应限制患者的活动范围。

7.4.1.4　患者之间，患者与探视者之间相隔距离在 1 m 以上，探视者应戴外科口罩。

7.4.1.5　加强通风，或进行空气的消毒。

7.4.2　医务人员的防护

7.4.2.1　应严格按照区域流程，在不同的区域，穿戴不同的防护用品，离开时按要求摘脱，并正确处理使用后物品。具体流程与操作见 7.9.2.3。

7.4.2.2　与患者近距离(1 m 以内)接触，应戴帽子、医用防护口罩；进行可能产生喷溅的诊疗操作时，应戴护目镜或防护面罩，穿防护服；当接触患者及其血液、体液、分泌物、排泄物等物质时应戴手套。防护用品使用的具体要求应遵循第 6 章的规定。

7.5　其他传播途径疾病的隔离与预防　应根据疾病的特性，采取相应的隔离与防护措施。

7.6　常见传染病传染源、传播途径及隔离预防，参见附录 E。

7.7　常见传染病潜伏期、隔离期和观察期，参见附录 F。

7.8 常见多重耐药菌感染患者的隔离 应按照 7.2 采取有效的隔离措施，常见多重耐药菌感染患者的隔离要求，参见附录 G。

7.9 急性传染性非典型肺炎、人感染高致病性禽流感的隔离。

7.9.1 患者的隔离

7.9.1.1 将患者安置于有效通风的隔离病房或隔离区域内，必要时置于负压病房隔离。

7.9.1.2 严格限制探视者；如需探视，探视者应正确穿戴个人防护用品，并遵守手卫生规定。

7.9.1.3 限制患者活动范围，离开隔离病房或隔离区域时，应戴外科口罩。

7.9.1.4 应减少转运；当需要转运时，医务人员应注意防护。

7.9.2 医务人员防护

7.9.2.1 医务人员应经过专门的培训，掌握正确的防护技术，方可进入隔离病区工作。

7.9.2.2 应严格按防护规定着装。不同区域应穿不同服装，且服装颜色应有区别或有明显标志。

7.9.2.3 医务人员防护用品穿脱程序

7.9.2.3.1 穿戴防护用品应遵循的程序。

a）清洁区进入潜在污染区：洗手→戴帽子→戴医用防护口罩→穿工作衣裤→换工作鞋→进入潜在污染区。手部皮肤破损的戴乳胶手套。

b）潜在污染区进入污染区：穿隔离衣或防护服→戴护目镜/防护面罩→戴手套→穿鞋套→进入污染区。

c）为患者进行吸痰、气管切开、气管插管等操作，可能被患者的分泌物及体内物质喷溅的诊疗护理工作前，应戴防护面罩或全面型呼吸防护器。

7.9.2.3.2 脱防护用品应遵循的程序。

a）医务人员离开污染区进入潜在污染区前：摘手套、消毒双手→摘护目镜/防护面屏→脱隔离衣或防护服→脱鞋套→洗手和/或手消毒→进入潜在污染区，洗手或手消毒。

用后物品分别放置于专用污物容器内。

b）从潜在污染区进入清洁区前：洗手和/或手消毒→脱工作服→摘医用防护口罩→摘帽子→洗手和/或手消毒后，进入清洁区。

c）离开清洁区：沐浴、更衣→离开清洁区。

7.9.2.4 穿脱防护用品的注意事项

7.9.2.4.1 医用防护口罩的效能持续应用 6～8 h，遇污染或潮湿，应及时更换。

7.9.2.4.2 离开隔离区前应对佩戴的眼镜进行消毒。

7.9.2.4.3 医务人员接触多个同类传染病患者时,防护服可连续应用。

7.9.2.4.4 接触疑似患者,防护服应每个患者之间进行更换。

7.9.2.4.5 防护服被患者血液、体液、污物污染时,应及时更换。

7.9.2.4.6 戴医用防护口罩或全面型呼吸防护器应进行面部密合性试验。

7.9.3 隔离区工作的医务人员应每日监测体温两次,体温超过 37.5 ℃及时就诊。

7.9.4 医务人员应严格执行区域划分的流程,按程序做好个人防护,方可进入病区,下班前应沐浴、更衣后,方可离开隔离区。

7.9.5 空气与物体表面的消毒应遵循《消毒技术规范》。

附录 A
(规范性附录)
口罩的佩戴方法

A.1 外科口罩的佩戴方法

A.1.1 将口罩罩住鼻、口及下巴,口罩下方带系于颈后,上方带系于头顶中部,见图 A.1。

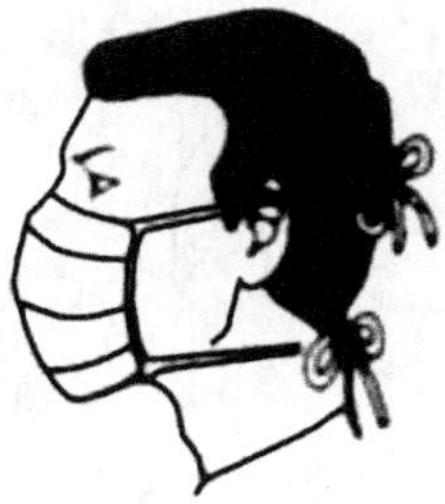

图 A.1

A.1.2 将双手指尖放在鼻夹上,从中间位置开始,用手指向内按压,并逐步向两侧移动,根据鼻梁形状塑造鼻夹。

A.1.3 调整系带的松紧度。

A.2 医用防护口罩的佩戴方法

A.2.1 一手托住防护口罩,有鼻夹的一面背向外,见图 A.2。

A.2.2 将防护口罩罩住鼻、口及下巴,鼻夹部位向上紧贴面部,见图 A.3。

A.2.3 用另一只手将下方系带拉过头顶,放在颈后双耳下,见图 A.4。

A.2.4 再将上方系带拉至头顶中部,见图 A.5。

A.2.5 将双手指尖放在金属鼻夹上,从中间位置开始,用手指向内按鼻夹,并分别向两侧移动和按压,根据鼻梁的形状塑造鼻夹,见图 A.6。

A.3 注意事项

A.3.1 不应一只手捏鼻夹。

A.3.2 医用外科口罩只能一次性使用。

A.3.3 口罩潮湿后、受到患者血液、体液污染后,应及时更换。

A.3.4 每次佩戴医用防护口罩进入工作区域之前,应进行密合性检查。检查方法:将双手完全盖住防护口罩,快速地呼气,若鼻夹附近有漏气应按 A.2.5 调整鼻

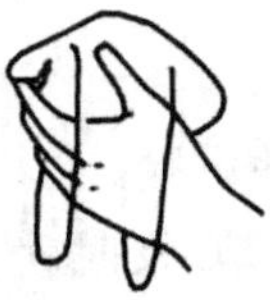

图 A.2

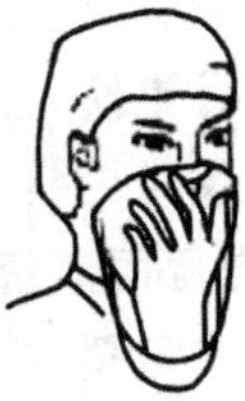

图 A.3

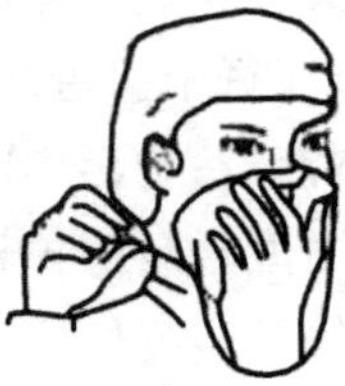

图 A.4

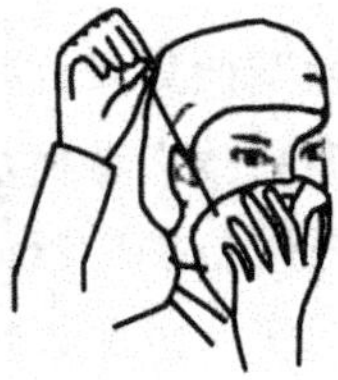

图 A.5

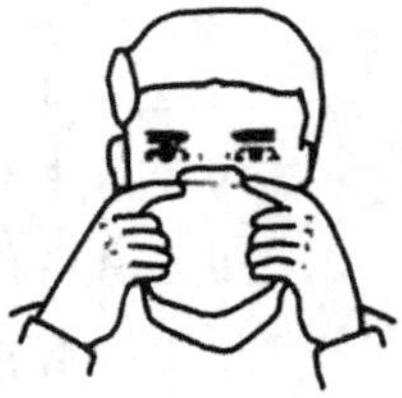

图 A.6

夹，若漏气位于四周，应调整到不漏气为止。

A.4　摘口罩方法

A.4.1　不要接触口罩前面(污染面)。

A.4.2　先解开下面的系带，再解开上面的系带，见图 A.7。

A.4.3　用手仅捏住口罩的系带丢至医疗废物容器内，见图 A.8。

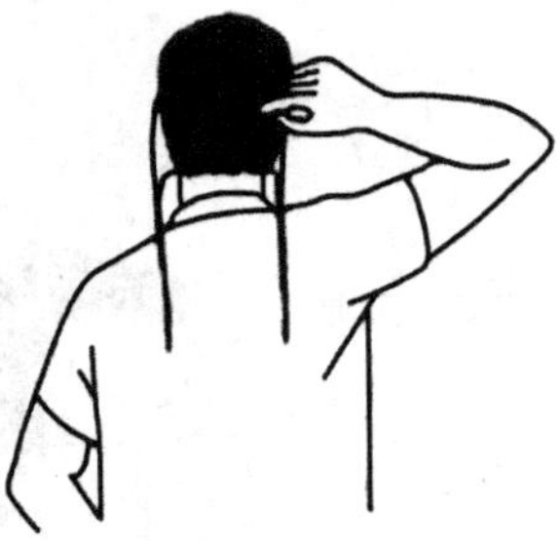

图 A.7

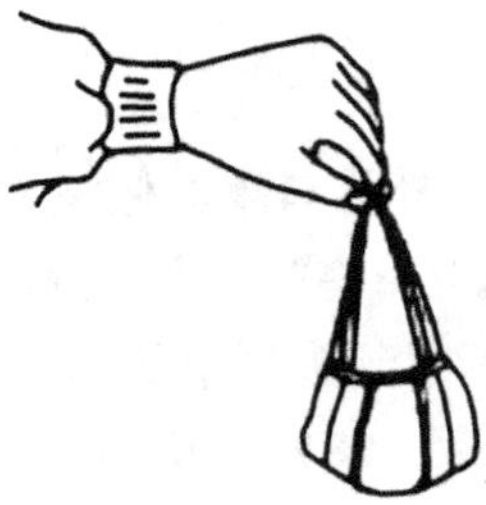

图 A.8

附录 B

(规范性附录)

护目镜或防护面罩的戴摘方法

B.1　戴护目镜或防护面罩的方法

戴上护自镜或防护面罩，调节舒适度，见图 B.1。

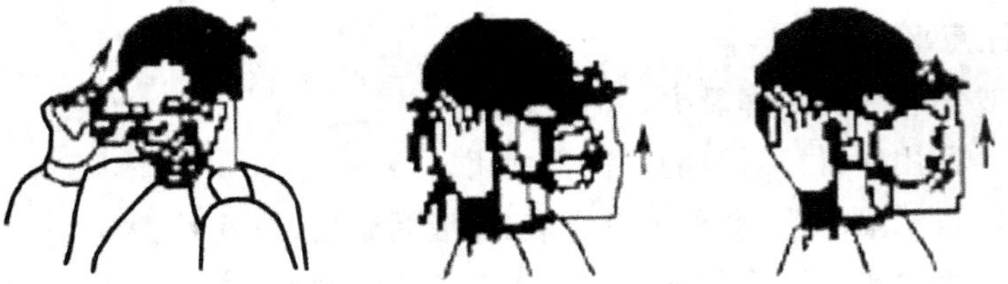

图 B.1

B.2　摘护目镜或面罩的方法

捏住靠近头部或耳朵的一边摘掉，放入回收或医疗废物容器内，见图B.2。

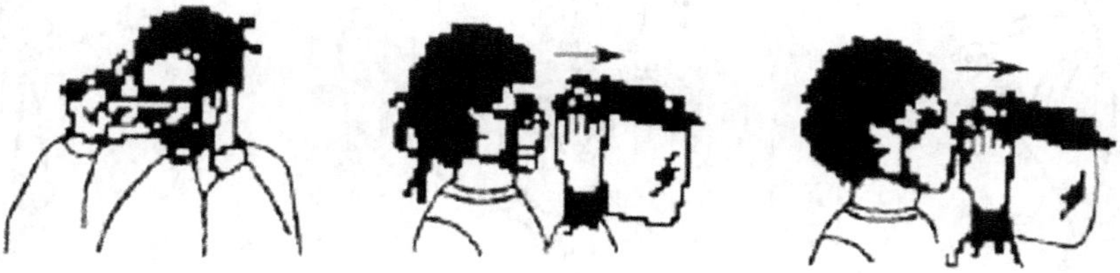

图 B.2

附录 C

(规范性附录)

无菌手套戴脱办法

C.1　戴无菌手套方法

C.1.1　打开手套包，一手掀起口袋的开口处，见图C.1。

C.1.2　另一手捏住手套翻折部分(手套内面)取出手套，对准五指戴上，见图C.2。

C.1.3　掀起另一只袋口，以戴着无菌手套的手指插入另一只手套的翻边内面，将手套戴好。然后将手套的翻转处套在工作衣袖外面，见图C.3、图C.4。

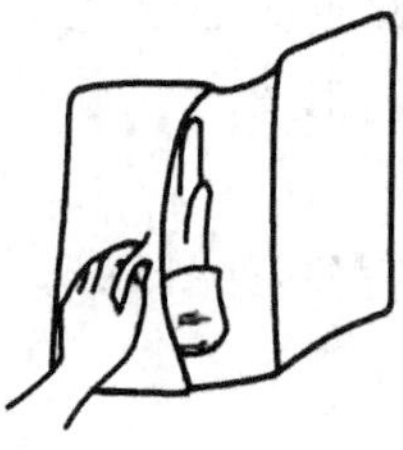

图 C.1

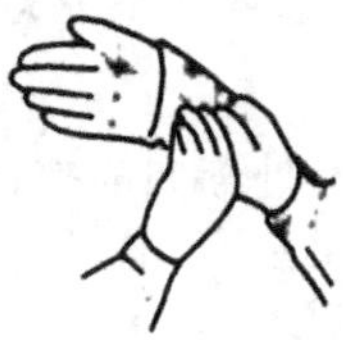

图 C.2

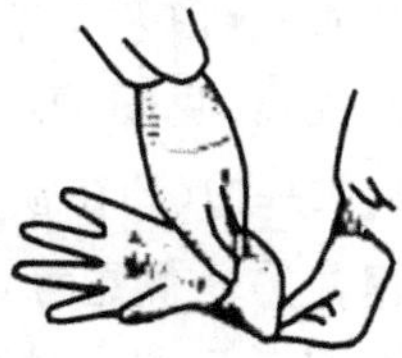

图 C.3

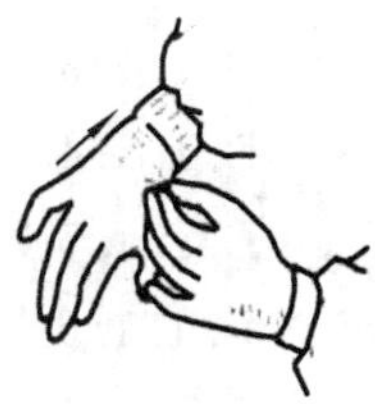

图 C.4

C.2　脱手套的方法

C.2.1　用戴着手套的手捏住另一只手套污染面的边缘将手套脱下，见图C.5。

C.2.2　戴着手套的手握住脱下的手套，用脱下手套的手捏住另一只手套清洁面(内面)的边缘，将手套脱下，见图C.6。

C.2.3　用手捏住手套的里面丢至医疗废物容器内，见图C.7。

C.3　注意事项

C.3.1　诊疗护理不同的患者之间应更换手套。

C.3.2　操作完成后脱去手套，应按规定程序与方法洗手，戴手套不能替代洗手，必要时进行手消毒。

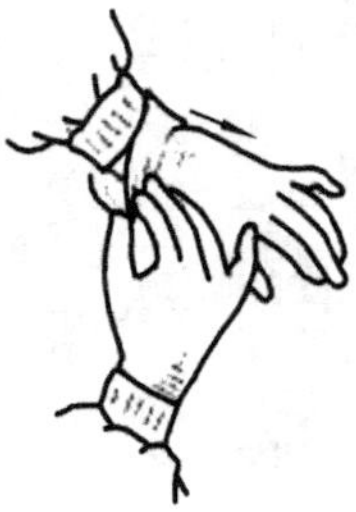

图 C.5

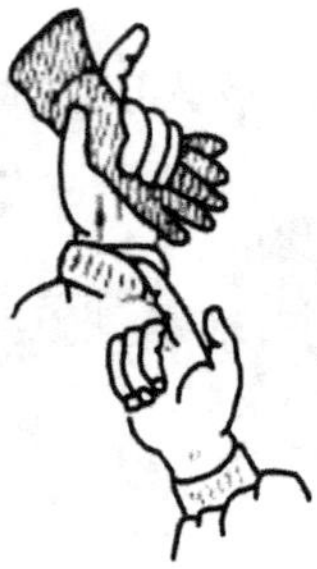

图 C.6

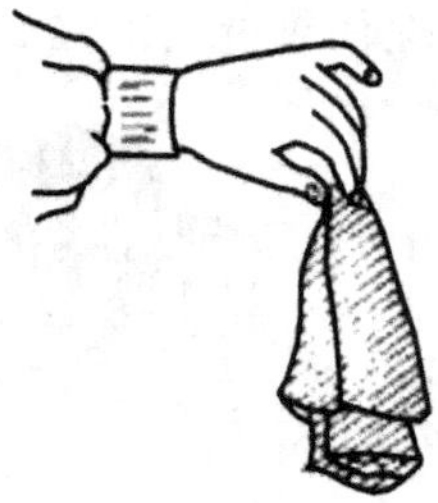

图 C.7

C.3.3　操作时发现手套破损时，应及时更换。

C.3.4　戴无菌手套时，应防止手套污染。

附录 D
（规范性附录）
隔离衣与防护服穿脱方法

D.1　隔离衣穿脱方法

D.1.1　穿隔离衣方法

D.1.1.1　右手提衣领，左手伸入袖内，右手将衣领向上拉，露出左手，见图 D.1。

D.1.1.2　换左手持衣领，右手伸入袖内，露出右手，勿触及面部，见图 D.2。

D.1.1.3　两手持衣领，由领子中央顺着边缘向后系好颈带，见图 D.3。

D.1.1.4　再扎好袖口，见图 D.4。

D.1.1.5　将隔离衣一边（约在腰下 5 cm）处渐向前拉，见到边缘捏住，见图 D.5。

D.1.1.6　同法捏住另一侧边缘，见图 D.6。

D.1.1.7　双手在背后将衣边对齐，见图 D.7。

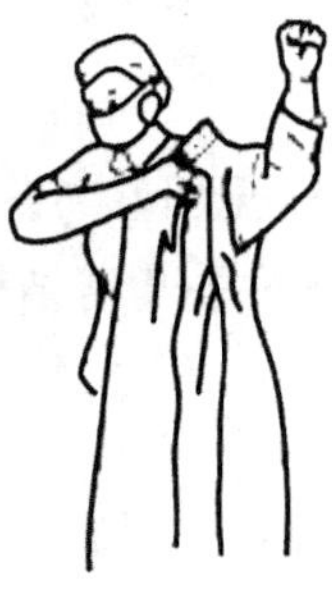

图 D.1

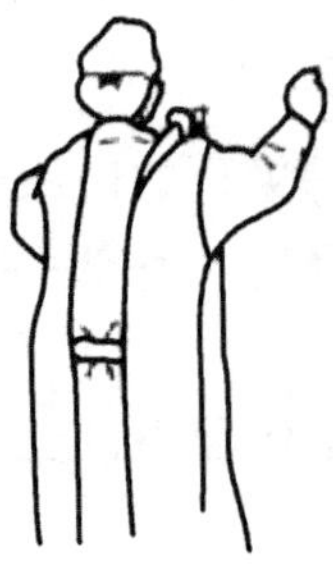

图 D.2

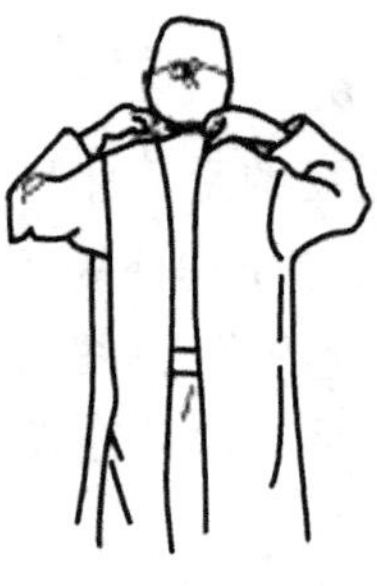

图 D.3

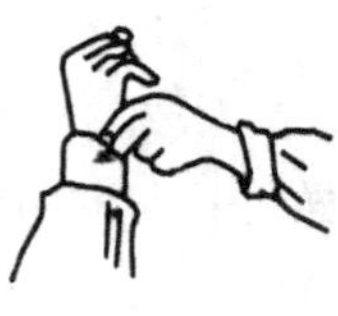

图 D.4

D.1.1.8　向一侧折叠,一手按住折叠处,另一手将腰带拉至背后折叠处,见图 D.8。

D.1.1.9　将腰带在背后交叉,回到前面将带子系好,见图 D.9。

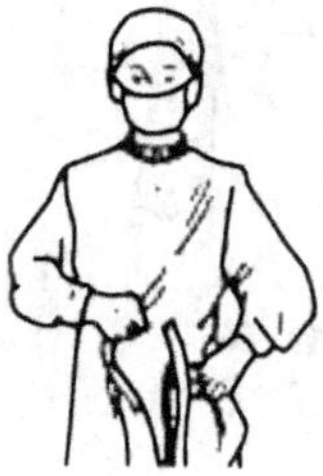

图 D.5

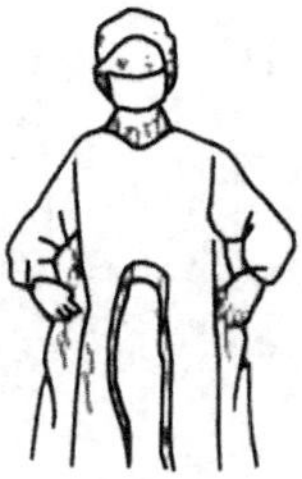

图 D.6

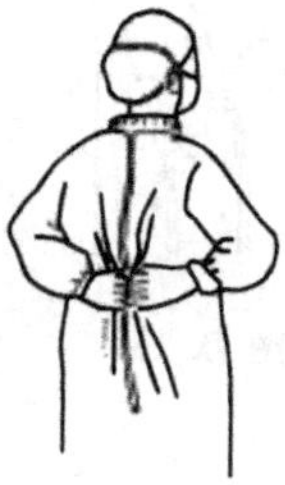

图 D.7

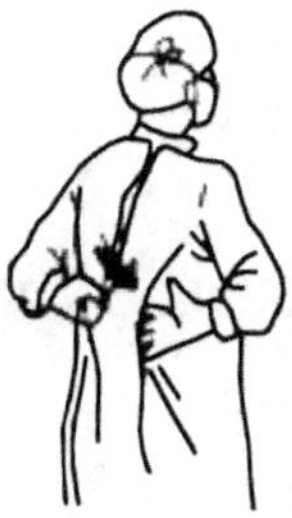

图 D.8

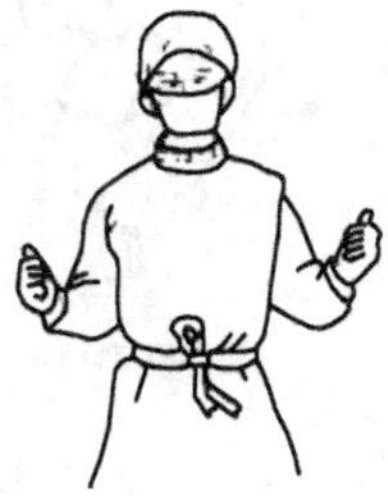

图 D.9

D.1.2　脱隔离衣方法

D.1.2.1　解开腰带,在前面打一活结,见图 D.10。

D.1.2.2　解开袖带,塞入袖袢内,充分暴露双手,进行手消毒,见图 D.11。

D.1.2.3　解开颈后带子,见图 D.12。

D.1.2.4　右手伸入左手腕部袖内,拉下袖子过手,见图 D.13。

D.1.2.5　用遮盖着的左手握住右手隔离衣袖子的外面,拉下右侧袖子,见图 D.14。

D.1.2.6　双手转换逐渐从袖管中退出,脱下隔离衣,见图 D.15。

D.1.2.7　左手握住领子,右手将隔离衣两边对齐,污染面向外悬挂污染区;如果悬挂污染区外,则污染面向里。

D.1.2.8　不再使用时,将脱下的隔离衣,污染面向内,卷成包裹状,丢至医疗废物容器内或放入回收袋中,见图 D.16。

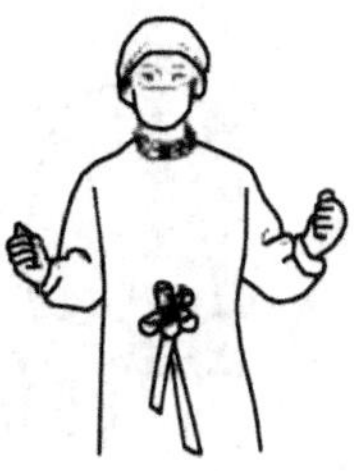

图 D.10

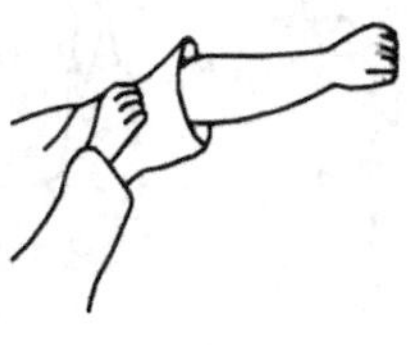

图 D.11

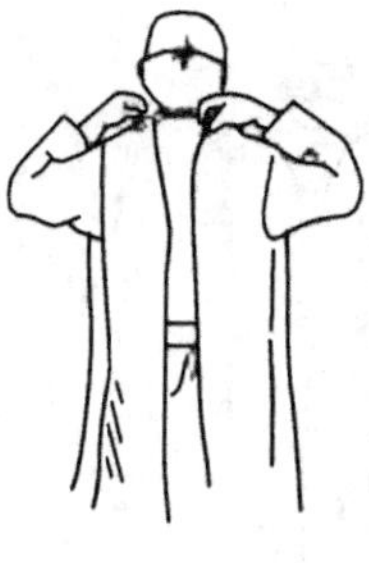

图 D.12

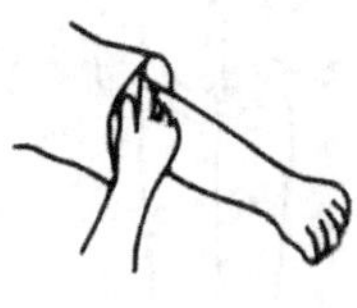

图 D.13

D.2　防护服穿脱方法

D.2.1　穿防护服　连体或分体防护服,应遵循先穿下衣,再穿上衣,然后戴好帽子,最后拉上拉锁的顺序。

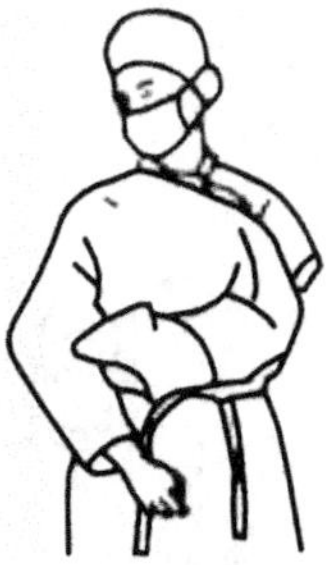

图 D.14

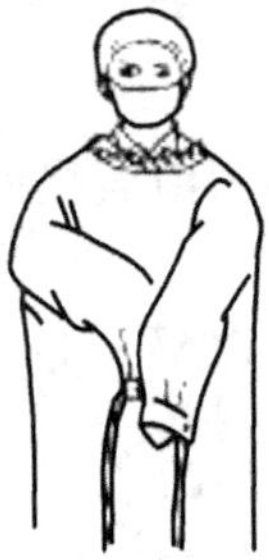

图 D.15

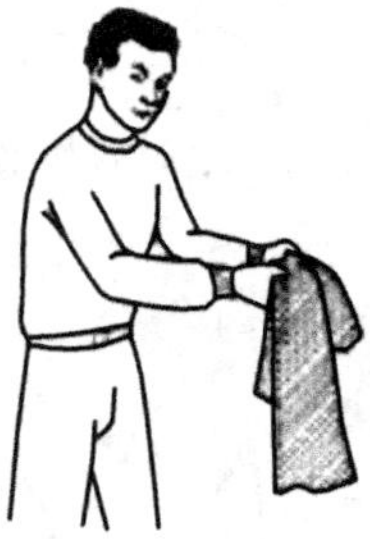

图 D.16

D.2.2　脱防护服

D.2.2.1　脱分体防护服时应先将拉链拉开(图 D.17)。向上提拉帽子,使帽子脱离头部(图 D.18)。脱袖子、上衣,将污染面向里放入医疗废物袋(图 D.19)。脱下衣,由上向下边脱边卷,污染面向里,脱下后置于医疗废物袋内(图 D.20、图 D.21)。

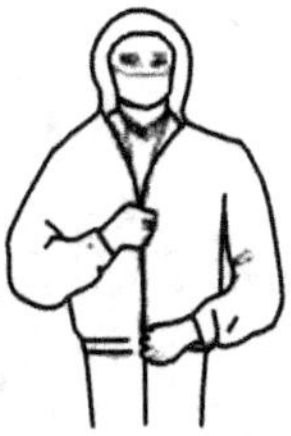

图 D.17

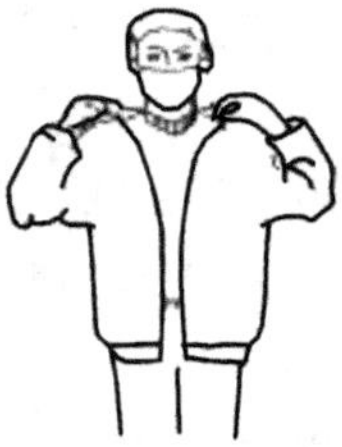

图 D.18

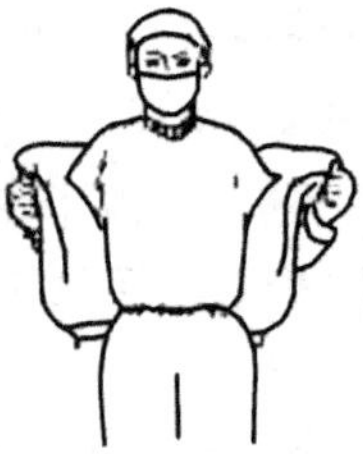

图 D.19

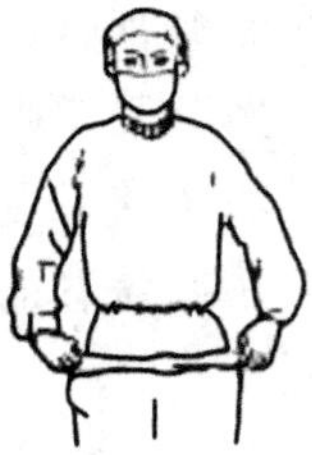

图 D.20

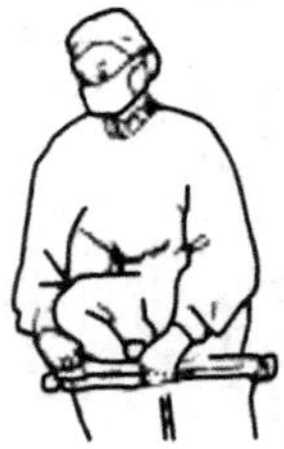

图 D.21

D.2.2.2　脱连体防护服时,先将拉链拉到底(图 D.22)。向上提拉帽子,使帽子脱离头部,脱袖子(图 D.23、图 D.24);由上向下边脱边卷(图 D.25),污染面向里直至全部脱下后放入医疗废物袋内(图 D.26)。

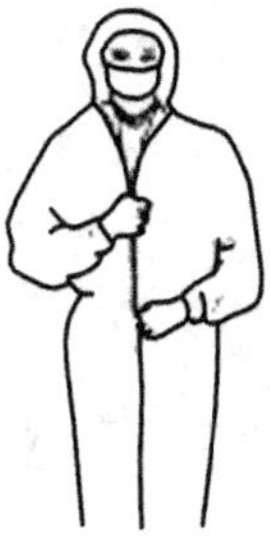

图 D.22

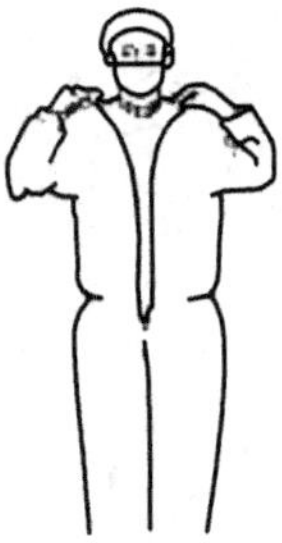

图 D.23

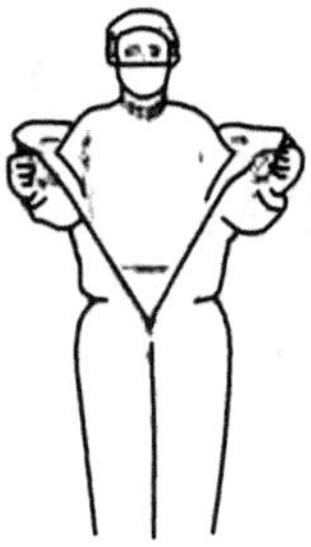

图 D.24

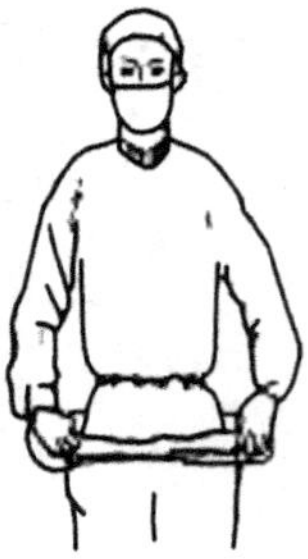

图 D.25

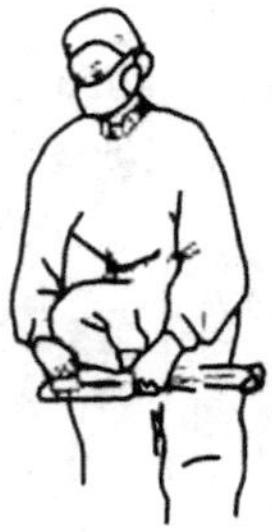

图 D.26

D.3　注意事项

D.3.1　隔离衣和防护服只限在规定区域内穿脱。

D.3.2　穿前应检查隔离衣和防护服有无破损;穿时勿使衣袖触及面部及衣领。

发现有渗漏或破损应及时更换;脱时应注意避免污染。

D.3.3 隔离衣使用一次后即更换的穿脱方法

D.3.3.1 穿法 同D.1.1。

D.3.3.2 脱法 按D.1.2.1和D.1.2.2的操作后,消毒双手,解开颈后带子,双手持带将隔离衣从胸前向下拉。右手捏住左衣领内侧清洁面脱去左袖。左手捏住右侧衣领内侧下拉脱下右袖,将隔离衣污染面向里,衣领及衣边卷至中央,放入污衣袋清洗消毒后备用。

D.3.4 隔离衣每天更换、清洗与消毒,遇污染随时更换。

附录E

(资料性附录)

常见传染病传染源、传播途径及隔离预防

疾病名称		传染源	传播途径				隔离预防						
			空气	飞沫	接触	生物媒介	口罩	帽子	手套	防护镜	隔离衣	防护服	鞋套
病毒性肝炎	甲型、戊型	潜伏期末期和急性期患者			+		±	±	+		+		
病毒性肝炎	乙型、丙型、丁型	急性和慢性患者及病毒携带者			♯		±	±	+				
麻疹		麻疹患者	+	++	+		+	+	+		+		
流行性腮腺炎		早期患者和隐性感染者		+			+	+			+		
脊髓灰质炎		患者和病毒携带者		+	++	苍蝇蟑螂	+	+	+		+		
流行性出血热		啮齿类动物、猫、猪、狗、家兔	++		+		+	+	+	±	±		
狂犬病		患病或隐性感染的犬、猫、家畜和野兽			++		+	+	+	±	+		
伤寒、副伤寒		患者和带菌者			+		±	±	+		+		
细菌性痢疾		患者和带菌者			+			±	+		+		
霍乱		患者和带菌者			+		+	+	+		+		+
猩红热		患者和带菌者		++	+		+	+	+		+		

续表

疾病名称	传染源	传播途径				隔离预防						
		空气	飞沫	接触	生物媒介	口罩	帽子	手套	防护镜	隔离衣	防护服	鞋套
白喉	患者、恢复期或健康带菌者		++	+		+	+	+		+		
百日咳	患者		+			+	+	±		+		
流行性脑脊髓膜炎	流脑患者和脑膜炎双球菌携带者		++	+		+	+	+	±	+		
鼠疫 肺鼠疫	感染了鼠疫杆菌的啮齿类动物和患者		++	+	鼠蚤	+	+	+	±	+		
鼠疫 腺鼠疫	感染了鼠疫杆菌的啮齿类动物和患者			+	鼠蚤	±	±	+	±	+		
炭疽	患病的食草类动物和患者		+	+		+	+	+	±	+		
流行性感冒	患者和隐性感染者		+	+		+	+	+				
肺结核	开放性肺结核	+	++			+	+	+	±	+		
SARS	患者		++	+		+	+	+	±	+	+	+
HIV	患者和病毒携带者			●				+		+		
手足口病	患者和隐性携带者		+	+		+	+	+	±	+		
梅毒	梅毒螺旋体感染者			●				+		+		
淋病	淋球菌感染者			■				+		+		
人感染高致病性禽流感	病禽、健康带毒的禽		+	+		+	+	+	±		+	+

注 1：在传播途径一列中，“+”为其中传播途径之一；“++”为主要传播途径。“#”为接触患者的血液、体液而传播；“●”为性接触或接触患者的血液、体液而传播；“■”为性接触或接触患者分泌物污染的物品而传播。

注 2：在隔离预防一列中，“+”为应采取的防护措施；“±”为工作需要可采取的防护措施。

附录 F
(资料性附录)

常见传染病潜伏期、隔离期和观察期

<table>
<tr><th colspan="2" rowspan="2">疾病名称</th><th colspan="2">潜伏期(d)</th><th rowspan="2">隔离时间</th><th rowspan="2">密切接触者观察</th></tr>
<tr><th>常见</th><th>最短～最长</th></tr>
<tr><td rowspan="5">病毒性肝炎</td><td>甲型</td><td>30</td><td>15～45</td><td>自发病日起隔离 4 周</td><td rowspan="5">甲、戊型,急性乙、丙型肝炎密切接触者医学观察 6 周</td></tr>
<tr><td>乙型</td><td>70</td><td>30～180</td><td rowspan="3">隔离至肝功能正常,并且 HBV DNA、HCV RNA、HDV RNA 转阴</td></tr>
<tr><td>丙型</td><td>8 周</td><td>2～26 周</td></tr>
<tr><td>丁型</td><td>6～12 周</td><td>3～12 周</td></tr>
<tr><td>戊型</td><td>40</td><td>15～75</td><td>自发病日起隔离 4 周</td></tr>
<tr><td colspan="2">麻疹</td><td>10</td><td>6～21</td><td>自发病日起至出疹后 5 d,伴呼吸道并发症者应延长到出诊后 10 d</td><td>医学观察 21 d</td></tr>
<tr><td colspan="2">流行性腮腺炎</td><td>14～21</td><td>8～30</td><td>自发病日起至腮腺消肿为止</td><td>医学观察 21 d</td></tr>
<tr><td colspan="2">脊髓灰质炎</td><td>5～14</td><td>3～35</td><td>自发病日起至少隔离 40 d,第 1 周呼吸、消化道隔离,1 周后消化道隔离至症状消失</td><td>医学观察 20 d</td></tr>
<tr><td colspan="2">流行性出血热</td><td>7～14</td><td>4～46</td><td>至症状消失</td><td>—</td></tr>
<tr><td colspan="2">狂犬病</td><td>1 个月～3 个月</td><td>5 d～19 年</td><td>至症状消失</td><td>—</td></tr>
<tr><td colspan="2">伤寒</td><td>7～14</td><td>3～60</td><td rowspan="2">体温正常后 15 d 或症状消失后 5 d、10 d 便培养 2 次阴性</td><td rowspan="2">医学观察 21 d</td></tr>
<tr><td colspan="2">副伤寒</td><td>8～10</td><td>2～15</td></tr>
<tr><td colspan="2">细菌性痢疾</td><td>1～4</td><td>数小时～7 d</td><td>症状消失后隔日一次便培养,连续 2 次阴性</td><td>医学观察 7 d</td></tr>
<tr><td colspan="2">霍乱</td><td>1～3</td><td>数小时～7 d</td><td>症状消失后 6 d 并隔日一次便培养,连续 3 次阴性</td><td>医学观察 5 d,便培养 3 次阴性并服药预防</td></tr>
<tr><td colspan="2">猩红热</td><td>2～5</td><td>1～7</td><td>自治疗日起不少于 7 d,且咽拭子培养 3 次阴性</td><td>医学观察 7 d</td></tr>
</table>

续表

<table>
<tr><th rowspan="2" colspan="2">疾病名称</th><th colspan="2">潜伏期(d)</th><th rowspan="2">隔离时间</th><th rowspan="2">密切接触者观察</th></tr>
<tr><th>常见</th><th>最短～最长</th></tr>
<tr><td colspan="2">白喉</td><td>2～4</td><td>1～7</td><td>症状消失后咽拭子培养2次(隔日1次)阴性,并至少症状消失后7 d</td><td>医学观察7 d</td></tr>
<tr><td colspan="2">百日咳</td><td>7～10</td><td>2～21</td><td>自发病起40 d或痉咳后30 d</td><td>医学观察21 d</td></tr>
<tr><td colspan="2">流行性脑脊髓膜炎</td><td>2～3</td><td>1～10</td><td>症状消失后3 d,不少于病后7 d</td><td>医学观察7 d</td></tr>
<tr><td rowspan="2">鼠疫</td><td>肺鼠疫</td><td>1～3</td><td>数小时～12 d</td><td>症状消失后痰培养6次阴性</td><td rowspan="2">接触者医学观察9 d,预防接种者观察12 d</td></tr>
<tr><td>腺鼠疫</td><td>2～5</td><td>1～8</td><td>淋巴肿大完全消散后再观察7 d</td></tr>
<tr><td colspan="2">炭疽</td><td>1～5</td><td>0.5～14</td><td>症状消失,溃疡愈合,分泌物或排泄物培养2次(间隔5 d)阴性</td><td>医学观察8 d～12 d</td></tr>
<tr><td colspan="2">流行性感冒</td><td>1～3</td><td>数小时～4 d</td><td>体温正常2 d或病后7 d</td><td>医学观察4 d</td></tr>
<tr><td colspan="2">肺结核</td><td>14～70</td><td>隐性感染可持续终生</td><td>症状消失后连续3次痰培养结核菌阴性</td><td>医学观察70 d</td></tr>
<tr><td colspan="2">SARS</td><td>4～5</td><td>2～14</td><td>症状消失后5～7 d</td><td>医学观察14 d</td></tr>
<tr><td colspan="2">HIV</td><td>2 d～10年</td><td>数月～15年</td><td>终身采取血液隔离</td><td>医学观察6个月</td></tr>
<tr><td colspan="2">手足口病</td><td>2～7</td><td></td><td>治愈</td><td>医学观察7 d</td></tr>
<tr><td colspan="2">梅毒</td><td>2 d～3周</td><td>10～90</td><td>完全治愈</td><td>医学观察90 d,90 d内有过性接触的予以青霉素治疗</td></tr>
<tr><td colspan="2">淋病</td><td>2～5</td><td>1～14</td><td>感染的新生儿、青春期前儿童隔离至有效抗生素治疗后24 h;成人治愈</td><td>医学观察14 d</td></tr>
<tr><td colspan="2">人感染高致病性禽流感</td><td>3～4</td><td>3～7</td><td>目前尚无人传染人</td><td>医学观察21 d</td></tr>
</table>

附录 G
(资料性附录)

常见多重耐药菌感染患者的隔离措施

	耐甲氧西林/苯唑西林的金黄色葡萄球菌	耐万古霉素的金黄色葡萄球菌	其他多重耐药菌
患者安置	单间或同种病原同室隔离	单间隔离	单间或同种病原同室隔离
人员限制	限制,减少人员出入	严格限制,医护人员相对固定,专人诊疗护理	限制,减少人员出入
手部卫生	遵循 WS/T 313	严格遵循 WS/T313	遵循 WS/T 313
眼、口、鼻防护	近距离操作如吸痰、插管等戴防护镜	近距离操作如吸痰、插管等戴防护镜	近距离操作如吸痰、插管等戴防护镜
隔离衣	可能污染工作服时穿隔离衣	应穿一次性隔离衣	可能污染工作服时穿隔离衣
仪器设备	用后应清洁、消毒和/或灭菌	专用,用后应清洗与灭菌	用后应清洁、消毒和/或灭菌
物体表面	每天定期擦拭消毒,擦拭用抹布用后消毒	每天定期擦拭消毒,抹布专用,擦拭用抹布用后消毒	每天定期擦拭消毒,擦拭用抹布用后消毒
终末消毒	床单位消毒	终末消毒	床单位消毒
标本运送	密闭容器运送	密闭容器运送	密闭容器运送
生活物品	无特殊处理	清洁、消毒后,方可带出	无特殊处理
医疗废物	防渗漏密闭容器运送,利器放入利器盒	双层医疗废物袋,防渗漏密闭容器运送,利器放入利器盒	防渗漏密闭容器运送,利器放入利器盒
解除隔离	临床症状好转或治愈	临床症状好转或治愈,连续两次培养阴性	临床症状好转或治愈

附录 4　医务人员手卫生规范(WS/T 313—2009)

医务人员手卫生规范，由卫生部制定颁布，是国家卫生行业标准，根据《中华人民共和国传染病防治法》和《医院感染管理办法》制定，规定了医务人员手卫生的管理与基本要求、手卫生设施、洗手与卫生手消毒、外科手消毒、手卫生效果的监测等，自 2009 年 12 月 1 日起施行。

前　言

根据《中华人民共和国传染病防治法》和《医院感染管理办法》制定本标准。

附录 A 和附录 B 为规范性附录。

本标准由卫生部医院感染控制标准专业委员会提出。

医务人员手卫生规范

1. 范围

本标准规定了医务人员手卫生的管理与基本要求、手卫生设施、洗手与卫生手消毒、外科手消毒、手卫生效果的监测等。

本标准适用于各级各类医疗机构。

2. 规范性引用文件

下列文件中的条款通过本标准的引用而成为本标准的条款。凡是标注日期的引用文件，其随后所有的修改(不包括勘误内容)或修订版均不适用于本标准，然而，鼓励根据本标准达成协议的各方研究是否可使用这些文件的最新版本。凡是不注明日期的引用文件，其最新版本适用于本标准。

GB 5749 生活饮用水卫生标准。

3. 术语和定义

下列术语和定义适用于本标准。

3.1　手卫生 hand hygiene

为医务人员洗手、卫生手消毒和外科手消毒的总称。

3.2　洗手 handwashing

医务人员用肥皂(皂液)和流动水洗手，去除手部皮肤污垢、碎屑和部分致病菌的过程。

3.3　卫生手消毒 antiseptic handrubbing

医务人员用速干手消毒剂揉搓双手，以减少手部暂居菌的过程。

3.4　外科手消毒 surgical hand antisepsis

外科手术前医务人员用肥皂(皂液)和流动水洗手，再用手消毒剂清除或者杀灭手部暂居菌和减少常居菌的过程。使用的手消毒剂可具有持续抗菌活性。

3.5　常居菌 resident skin flora

能从大部分人体皮肤上分离出来的微生物，是皮肤上持久的固有的寄居菌，不易被机械的摩擦清除。如凝固酶阴性葡萄球菌、棒状杆菌类、丙酸菌属、不动杆菌属等。一般情况下不致病。

3.6　暂居菌 transient skin flora

寄居在皮肤表层，常规洗手容易被清除的微生物。直接接触患者或被污染的物体表面时可获得，可随时通过手传播，与医院感染密切相关。

3.7　手消毒剂 hand antiseptic agent

用于手部皮肤消毒，以减少手部皮肤细菌的消毒剂，如乙醇、异丙醇、氯己定、碘伏等。

3.7.1　速干手消毒剂 alcohol-based hand rub

含有醇类和护肤成分的手消毒剂。包括水剂、凝胶和泡沫型。

3.7.2　免冲洗手消毒剂 waterless antiseptic agent 主要用于外科手消毒，消毒后不需用水冲洗的手消毒剂。包括水剂、凝胶和泡沫型。

3.8　手卫生设施 hand hygiene facilities

用于洗手与手消毒的设施，包括洗手池、水龙头、流动水、清洁剂、干手用品、手消毒剂等。

4. 手卫生的管理与基本要求

4.1　医疗机构应制定并落实手卫生管理制度，配备有效、便捷的手卫生设施。

4.2　医疗机构应定期开展手卫生的全员培训，医务人员应掌握手卫生知识和正确的手卫生方法，保障洗手与手消毒的效果。

4.3　医疗机构应加强对医务人员手卫生工作的指导与监督，提高医务人员手卫生的依从性。

4.4　手消毒效果应达到如下相应要求。

a) 卫生手清毒，监测的细菌菌落总数应≤10 cfu/cm^2。

b) 外科手消毒，监测的细菌菌落总数应≤5 cfu/cm^2。

5. 手卫生设施

5.1　洗手与卫生手消毒设施

5.1.1　设置流动水洗手设施。

5.1.2　手术室、产房、导管室、层流洁净病房、骨髓移植病房、器官移植病房、重症监护病房、新生儿室、母婴室、血液透析病房、烧伤病房、感染疾病科、口腔科、消毒供应中心等重点部门应配备非手触式水龙头。有条件的医疗机构在诊疗区域均宜配备非手触式水龙头。

5.1.3　应配备清洁剂。肥皂应保持清洁与干燥。盛放皂液的容器宜为一次性使用,重复使用的容器应每周清洁与消毒。皂液有浑浊或变色时及时更换,并清洁、消毒容器。

5.1.4　应配备干手物品或者设施,避免二次污染。

5.1.5　应配备合格的速干手消毒剂。

5.1.6　手卫生设施的设置应方便医务人员使用。

5.1.7　卫生手消毒剂应符合下列要求。

a) 应符合国家有关规定。

b) 宜使用一次性包装。

c) 医务人员对选用的手消毒剂应有良好的接受性,手消毒剂无异味、无刺激性等。

5.2　外科手消毒设施

5.2.1　应配置洗手池。洗手池设置在手术间附近,水池大小、高矮适宜,能防止洗手水溅出,池面应光滑,无死角,易于清洁。洗手池应每日清洁与消毒。

5.2.2　洗手池及水龙头的数量应根据手术间的数量设置,水龙头数量应不少于手术间的数量,水龙头开关应为非手触式。

5.2.3　应配备清洁剂,并符合 5.1.3 的要求。

5.2.4　应配备清洁指甲用品;可配备手卫生的揉搓用品。如配备手刷,刷毛应柔软,并定期检查,及时剔除不合格手刷。

5.2.5　手消毒剂应取得卫生部卫生许可批准,在有效期内使用。

5.2.6　手消毒剂的出液器应采用非手触式。消毒剂宜采用一次性包装,重复使用的消毒剂容器应每周清洁与消毒。

5.2.7　应配备干手物品。干手巾应每人一用,用后清洁、灭菌;盛装消毒巾的容器应每次清洗、灭菌。

5.2.8　应配备计时装置、洗手流程及说明图。

6. 洗手与卫生手消毒

6.1　洗手与卫生手消毒应遵循以下原则。

a) 当手部有血液或其他体液等肉眼可见的污染时,应用肥皂(皂液)和流动水洗手。

b) 手部没有肉眼可见污染时,宜使用速干手消毒剂消毒双手代替洗手。

6.2　在下列情况下,医务人员应根据 6.1 的原则选择洗手或使用速干手消毒剂。

a) 直接接触每个患者前后,从同一患者身体的污染部位移动到清洁部位时。

b) 接触患者黏膜、破损皮肤或伤口前后,接触患者的血液、体液、分泌物、排泄物、伤口敷料等之后。

c) 穿脱隔离衣前后,摘手套后。

d) 进行无菌操作,接触清洁、无菌物品之前。

e) 接触患者周围环境及物品后。

f) 处理药物或配餐前。

6.3 医务人员在下列情况时应先洗手,然后进行手卫生消毒。

a) 接触患者的血液、体液和分泌物以及被传染性致病微生物污染的物品后。

b) 直接为传染病患者进行检查、治疗、护理或处理传染患者污物之后。

6.4 医务人员洗手方法,见附录 A。

6.5 医务人员卫生手消毒应遵循以下方法。

a) 取适量的速干手消毒剂于掌心。

b) 严格按照附录 A 医务人员洗手方法 A.3 揉搓的步骤进行揉搓。

c) 揉搓时保证手消毒剂完全覆盖手部皮肤,直至手部干燥。

7. 外科手消毒

7.1 外科手消毒应遵循以下原则。

a) 先洗手,后消毒。

b) 不同患者手术之间、手套破损或手被污染时,应重新进行外科手消毒。

7.2 洗手方法与要求

7.2.1 洗手之前应先摘除手部饰物,并修剪指甲,长度应不超过指尖。

7.2.2 取适量的清洁剂清洗双手、前臂和上臂下 1/3,并认真揉搓。清洁双手时,应注意清洁指甲下的污垢和手部皮肤的皱褶处。

7.2.3 流动水冲洗双手、前臂和上臂下 1/3。

7.2.4 使用干手物品擦干双手、前臂和上臂下 1/3。

7.3 外科手消毒方法

7.3.1 冲洗手消毒方法 取适量的手消毒剂涂抹至双手的每个部位、前臂和上臂下 1/3,并认真揉搓 2~6 min,用流动水冲净双手、前臂和上臂下 1/3,无菌巾彻底擦干。流动水应达到 GB 5749 的规定。特殊情况水质达不到要求时,手术医师在戴手套前,应用醇类手消毒剂再消毒双手后戴手套。手消毒剂的取液量、揉搓时间及使用方法遵循产品的使用说明。

7.3.2 免冲洗手消毒方法 取适量的免冲洗手消毒剂涂抹至双手的每个部位、前臂和上臂下 1/3,并认真揉搓直至消毒剂干燥。手消毒剂的取液量、揉搓时间及使用方法遵循产品的使用说明。

7.4 注意事项

7.4.1 不应戴假指甲,保持指甲和指甲周围组织的清洁。

7.4.2 在整个手消毒过程中应保持双手位于胸前并高于肘部,使水由手部流向肘部。

7.4.3 洗手与消毒可使用海绵、其他揉搓用品或双手相互揉搓。

7.4.4 术后摘除外科手套后，应用肥皂（皂液）清洁双手。

7.4.5 用后的清洁指甲用具、揉搓用品如海绵、手刷等，应放到指定的容器中；揉搓用品应每人使用后消毒或者一次性使用；清洁指甲用品应每日清洁与消毒。

8. 手卫生效果的监测

8.1 监测要求

医疗机构应每季度对手术室、产房、导管室、层流洁净病房、骨髓移植病房、器官移植病房、重症监护病房、新生儿室、母婴室、血液透析病房、烧伤病房、感染疾病科、口腔科等部门工作的医务人员手进行消毒效果的监测；当怀疑医院感染暴发与医务人员手卫生有关时，应及时进行监测，并进行相应致病性微生物的检测。

8.2 监测方法

按照附录B进行。

8.3 手卫生合格的判断标准

细菌菌落总数符合4.4的要求。

附录A（规范性附录）

医务人员洗手方法

A.1 在流动水下，使双手充分淋湿。

A.2 取适量肥皂（皂液），均匀涂抹至整个手掌、手背、手指和指缝。

A.3 认真揉搓双手至少15秒钟，应注意清洗双手所有皮肤，包括指背、指尖和指缝，具体揉搓步骤如下。

A.3.1 掌手相对，手指并拢，相互揉搓，见图A.1。

A.3.2 手心对手背沿指缝相互揉搓，交换进行，见图A.2。

A.3.3 掌心相对，双手交叉指缝相互揉搓，见图A.3。

A.3.4 弯曲手指使关节在另一手掌心旋转揉搓，交换进行，见图A.4。

A.3.5 右手握住左手大拇指旋转揉搓，交换进行，见图A.5。

A.3.6 将五个手指尖并拢放在另一手掌心旋转揉搓，交换进行，见图A.6。

A.4 在流动水下彻底冲净双手，擦干，取适量护手液护肤。

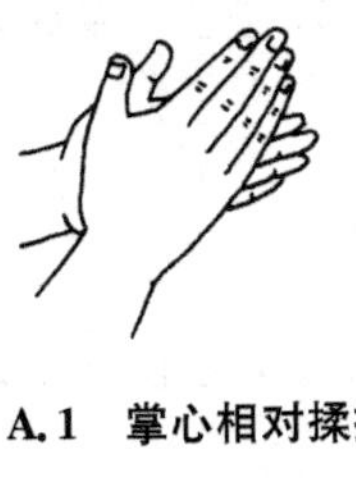

图A.1 掌心相对揉搓

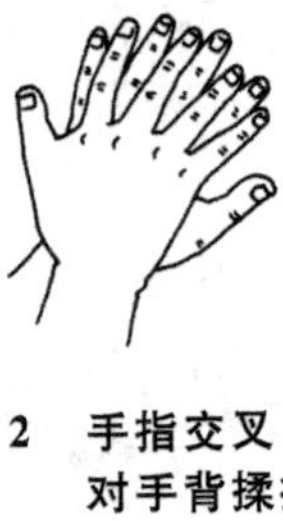

图A.2 手指交叉，掌心对手背揉搓

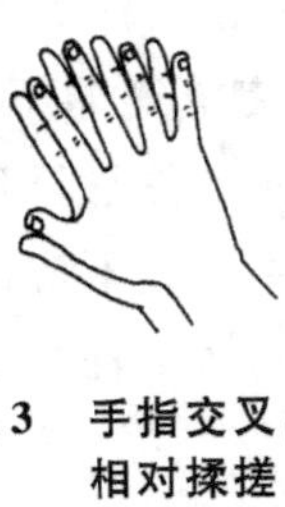

图A.3 手指交叉，掌心相对揉搓

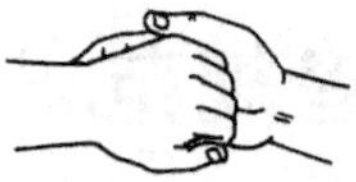

图 A.4　弯曲手指关节在掌心揉搓

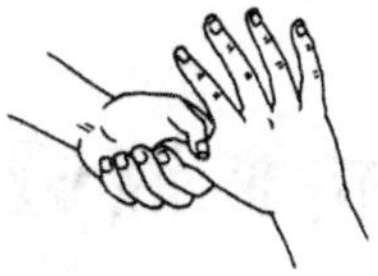

图 A.5　拇指在掌中揉搓

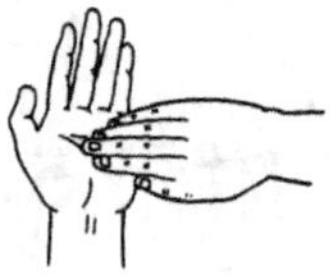

图 A.6　指尖在掌心中揉搓

附录 B

(规范性附录)

手卫生效果的监测方法

B.1　采样时间　在接触患者、进行诊疗活动前采样。

B.2　采样方法　被检者五指并拢,用浸有含相应中和剂的无菌洗脱液浸湿的棉拭子在双手指曲面从指跟到指端往返涂擦 2 次,一只手涂擦面积约 30 cm^2,涂擦过程中同时转动棉拭子;将棉拭子接触操作者的部分剪去,投入 10 mL 含相应中和剂的无菌洗脱液试管内,及时送检。

B.3　检测方法　将采样管在混匀器上振荡 20 s 或用力振打 80 次,用无菌吸管吸取 1.0 mL 待检样品接种于灭菌平皿,每一样本接种 2 个平皿,平皿内加入已熔化的 45～48 ℃的营养琼脂 15～18 mL,边倾注边摇匀,待琼脂凝固,置(36±1) ℃温箱培养 48 h,计数菌落数。

细菌菌落数总数计算方法:

$$\text{细菌菌落总数}(cfu/cm^2)=(\text{平板上菌落数}\times\text{稀释倍数})/\text{采样面积}(cm^2) \tag{1-34}$$

附录5　医疗机构血液透析室管理规范

第一章　总　则

第一条　为规范医疗机构血液透析室的管理工作，提高血液透析治疗水平，有效预防和控制经血液透析导致的医源性感染，提高医疗质量和保证医疗安全，根据《医疗机构管理条例》、《医院感染管理办法》和《医疗技术临床应用管理办法》等有关法规、规章，制定本规范。

第二条　本规范适用于设置血液透析室的各级各类医疗机构。

第三条　地方各级卫生行政部门应当根据当地医疗服务需求，做好血液透析室设置规划，严格实行血液透析室执业登记管理。

第四条　各级卫生行政部门应当加强对医疗机构血液透析室的管理，对辖区内医疗机构血液透析室进行指导和检查，加强血液透析治疗的质量管理，保障患者安全。

第二章　管理职责

第五条　设置血液透析室的医疗机构应当根据本规范，制定并落实血液透析室管理的规章制度、技术规范和操作规程，明确工作人员岗位职责，落实血液透析室医源性感染的预防和控制措施，保障血液透析治疗安全、有效地开展。

第六条　医疗机构应当指定相关部门负责血液透析室的质量监控工作，履行以下职责：

（一）对血液透析室规章制度、技术规范、操作规程的落实情况进行检查；

（二）对血液透析室的医疗质量、医源性感染管理、器械和设备管理、一次性医疗器具管理等方面进行检查；

（三）对血液透析室的重点环节和影响医疗安全的高危因素进行监测、分析和反馈，提出控制措施；

（四）对血液透析室工作人员的职业安全防护和健康管理提供指导；

（五）对血液透析室发生的医源性感染进行调查，提出控制措施并协调、组织有关部门进行处理。

第七条　血液透析室应当设负责人全面负责血液透析室医疗质量管理工作。三级医院血液透析室的负责人应当由具备副高以上专业技术职务任职资格的执业医师担任；二级医院及其他医疗机构血液透析室的负责人应当由具有中级以上专业技术职务任职资格的执业医师担任。血液透析室负责人必须具备透析专业知识和血液透析工作经验。

第八条　血液透析室应当配备护士长或护理组长，负责各项规章制度的督促落实和血液透析室的日常管理。三级医院血液透析室护士长或护理组长应由具备一定透析护理工作经验的中级以上专业技术职务任职资格的注册护士担任，二级医院及其他医疗机构血液透析室护士长或护理组长应由具备一定透析护理工作经验的初级（师）以上专业技术职务任职资格的注册护士担任。

第九条　血液透析室医师、护士和技师的配备应当达到医疗机构血液透析室基本标准的要求。

第十条　血液透析室医师负责制定和调整患者透析治疗方案，评估患者的透析质量，处理患者出现的并发症，按照有关规定做好相关记录。

第十一条　血液透析室护士协助医师实施患者透析治疗方案，观察患者情况及机器运行状况，严格执行核对制度、消毒隔离制度和各项技术操作规程。

第十二条　血液透析室应当根据透析机和患者的数量以及透析环境布局，合理安排护士，每名护士每班负责治疗和护理的患者应相对集中，且透析患者数量不超过 5 名。

第十三条　血液透析室技师负责透析设备日常维护，保证正常运转，定期进行透析用水及透析液的监测，确保其符合质量要求。

第十四条　血液透析室根据工作需要，可配备血液透析器复用工作人员，从事血液透析器复用工作。血液透析器复用工作人员必须经过专业培训，掌握有关操作技术规程。

第三章　质量管理

第十五条　医疗机构设置血液透析室，应当经地方卫生行政部门批准并进行执业登记后，方可开展血液透析工作。

第十六条　血液透析室应当建立医疗质量管理的相关制度，定期开展医疗质量控制工作，持续改进医疗质量。

第十七条　血液透析室应当严格按照血液透析技术操作规范开展血液透析质量及相关工作，建立合理、规范的血液透析治疗流程，制定严格的接诊制度，实行患者实名制管理。

第十八条　血液透析室应当建立血液透析患者登记及医疗文书管理制度，加强血液透析患者的信息管理。

第十九条　血液透析室应当建立良好的医患沟通机制，按照规定对患者进行告知，加强沟通，维护患者权益。

第二十条　血液透析室应当建立透析液和透析用水质量监测制度，确保透析液和透析用水的质量和安全。

第二十一条　血液透析室应当按照规定使用和管理医疗设备、医疗耗材、消毒药械和医疗用品等。

第二十二条　血液透析室应当为透析设备建立档案，对透析设备进行日常维护，保证透析机及其他相关设备正常运行。

第二十三条　血液透析室的医疗废弃物按照《医疗废物管理条例》及有关规定进行分类和处理。

第四章　感染预防与控制

第二十四条　血液透析室应当加强医源性感染的预防与控制工作，建立并落实相关规章制度和工作规范，科学设置工作流程，降低发生医院感染的风险。

第二十五条　血液透析室的建筑布局应当遵循环境卫生学和感染控制的原则，做到布局合理、分区明确、标识清楚，符合功能流程合理和洁污区域分开的基本要求。

第二十六条　血液透析室应当分为辅助区域和工作区域。辅助区域包括工作人员更衣室、办公室等。工作区域包括透析治疗区、治疗室、水处理间、候诊区、接诊区、储存室、污物处理区；开展透析器复用的，应当设置复用间。

第二十七条　血液透析室的工作区域应当达到以下要求。

（一）透析治疗区、治疗室等区域应当达到《医院消毒卫生标准》中规定Ⅲ类环境的要求。

（二）患者使用的床单、被套、枕套等物品应当一人一用一更换。

（三）患者进行血液透析治疗时应当严格限制非工作人员进入透析治疗区。

第二十八条　血液透析室应设有隔离透析治疗间或者独立的隔离透析治疗区，配备专门治疗用品和相对固定的工作人员，用于对需要隔离的患者进行血液透析治疗。

第二十九条　血液透析室应当按照《医院感染管理办法》，严格执行医疗器械、器具的消毒工作技术规范，并达到以下要求：

（一）进入患者组织、无菌器官的医疗器械、器具和物品必须达到灭菌水平；

（二）接触患者皮肤、黏膜的医疗器械、器具和物品必须达到消毒水平；

（三）各种用于注射、穿刺、采血等有创操作的医疗器具必须一用一灭菌。

血液透析室使用的消毒药械、一次性医疗器械和器具应当符合国家有关规定。一次性使用的医疗器械、器具不得重复使用。

第三十条　每次透析结束后，应当对透析单元内透析机等设备设施表面、物品表面进行擦拭消毒，对透析机进行有效的水路消毒，对透析单元地面进行清洁，地面有血液、体液及分泌物污染时使用消毒液擦拭。

第三十一条　血液透析室应当根据设备要求定期对水处理系统进行冲洗消毒，并定期进行水质检测。每次冲洗消毒后应当测定管路中消毒液残留量，确保安全。

第三十二条　医务人员进入透析治疗区应当穿工作服、换工作鞋。医务人员对患者进行治疗或者护理操作时应当按照医疗护理常规和诊疗规范，在诊疗过程中应当实施标准预防，并严格执行手卫生规范和无菌操作技术。

第三十三条　血液透析室应当建立严格的接诊制度，对所有初次透析的患者进行乙型肝炎病毒、丙型肝炎病毒、梅毒、艾滋病病毒感染的相关检查，每半年复查 1 次。

第三十四条　乙型肝炎病毒、丙型肝炎病毒、梅毒螺旋体及艾滋病病毒感染的患者应当分别在各自隔离透析治疗间或者隔离透析治疗区进行专机血液透析，治疗间或者治疗区、血液透析机相互不能混用。

第三十五条　血液透析室应当严格按照血液透析器复用的有关操作规范，对可重复使用的透析器进行复用。

第三十六条　血液透析室应当建立医院感染控制监测制度，开展环境卫生学监测和感染病例监测。发现问题时，应当及时分析原因并进行改进；存在严重隐患时，应当立即停止透析工作并进行整改。

第三十七条　医疗机构发生经血液透析导致的医院感染暴发，应当按照《医院感染管理办法》及有关规定进行报告。

第五章　人员培训和职业安全防护

第三十八条　省级卫生行政部门应当建立血液透析室工作人员岗位规范化培训和考核制度，加强继续教育，提高血液透析室工作人员的业务技术水平。

第三十九条　设置血液透析室的医疗机构应当制定并落实对本机构血液透析室工作人员的培训计划，使工作人员具备与本职工作相关的专业知识，落实相关管理制度和工作规范。

第四十条　医疗机构应当加强血液透析室医务人员职业安全防护和健康管理工作，提供必要的防护用品，定期进行健康检查，必要时，对有关人员进行免疫接种，保障医务人员的职业安全。

第四十一条　血液透析室工作人员在工作中发生被血液污染的锐器刺伤、擦伤等伤害时，应当采取相应的处理措施，并及时报告机构内的相关部门。

第六章　检查评估

第四十二条　地方各级卫生行政部门应当按照本规范的规定，对辖区医疗机构血液透析室进行定期和不定期的检查评估。

第四十三条　卫生行政部门在检查中发现医疗机构血液透析室不符合规定、存在医疗安全的，应当责令其进行整改，问题严重的，责令暂停血液透析室工作。

第四十四条　医院应当对卫生行政部门的检查指导、数据统计和质量评估予以配合，不得拒绝和阻挠，不得提供虚假材料。

第四十五条　卫生行政部门可以设置血液透析质量控制中心或者其他有关组织，对辖区内血液透析室的质量和安全管理进行评估与检查指导，促进血液透析室工作质量的持续改进。

第七章　附　则

第四十六条　本规范自发布之日起施行。

附录6 医院消毒供应中心管理规范(WS 310.1—2009)

1. 范围

本标准规定了医院消毒供应中心(central sterile supply department,CSSD)管理要求、基本原则、人员要求、建筑要求、设备、设施、耗材要求和相关部门管理职责与要求。

本标准适用于医院CSSD和为医院提供消毒灭菌服务的社会化消毒灭菌机构。暂未实行消毒供应工作集中管理的医院,其手术部(室)的消毒供应工作应执行本标准。

已采取污水集中处理的其他医疗机构可参照使用。

2. 规范性引用文件

下列文件中的条款通过本标准的引用而成为本标准的条款。凡是标注日期的引用文件,其随后所有的修改(不包括勘误内容)或修订版均不适用于本标准,然而,鼓励根据本标准达成协议的各方研究是否可使用这些文件的最新版本。凡不注明日期的引用文件,其最新版本适用于本标准。

GB 5749　生活饮用水卫生标准

GB/T 19633　最终灭菌医疗器械的包装

WS 310.2　医院消毒供应中心　第2部分:清洗消毒及灭菌技术操作规范

WS 310.3　医院消毒供应中心　第3部分:清洗消毒及灭菌效果监测标准

消毒技术规范　卫生部

3. 术语和定义

下列术语和定义适用于本标准。

3.1　消毒供应中心 central sterile supply department,CSSD

医院内承担各科室所有重复使用诊疗器械、器具和物品清洗消毒、灭菌以及无菌物品供应的部门。

3.2　去污区 decontamination area

CSSD内对重复使用的诊疗器械、器具和物品,进行回收、分类、清洗、消毒(包括运送器具的清洗消毒等)的区域,为污染区域。

3.3　检查、包装及灭菌区 inspection and packing sterilization area

CSSD内对去污后的诊疗器械、器具和物品,进行检查、装配、包装及灭菌(包括敷料制作等)的区域,为清洁区域。

3.4　无菌物品存放区 sterilized articles store area

CSSD 内存放、保管、发放无菌物品的区域，为清洁区域。

3.5　去污 decontamination

去除被处理物品上的有机物、无机物和微生物的过程。

3.6　外来医疗器械 loaner instrumentation

由医疗器械生产厂家、公司租借或免费提供给医院可重复使用的医疗器械。

4. 管理要求

4.1　医院

4.1.1　应采取集中管理的方式，对所有需要消毒或灭菌后重复使用的诊疗器械、器具和物品由 CSSD 回收，集中清洗、消毒、灭菌和供应。

4.1.2　内镜、口腔诊疗器械的清洗消毒，可以依据卫生部有关的规定进行处理，也可集中由 CSSD 统一清洗、消毒。外来医疗器械应按照 WS 310.2 的规定由 CSSD 统一清洗、消毒、灭菌。

4.1.3　应理顺 CSSD 的管理体制，使其在院长或相关职能部门的直接领导下开展工作。

4.1.4　应将 CSSD 纳入本机构的建设规划，使之与本机构的规模、任务和发展规划相适应；将消毒供应工作管理纳入医疗质量管理，保障医疗安全。

4.1.5　鼓励符合要求并有条件医院的 CSSD 为附近医疗机构提供消毒供应服务。

4.2　消毒供应中心

4.2.1　应建立健全岗位职责、操作规程、消毒隔离、质量管理、监测、设备管理、器械管理(包括外来医疗器械)及职业安全防护等管理制度和突发事件的应急预案。

4.2.2　应建立质量管理追溯制度，完善质量控制过程的相关记录，保证供应的物品安全。

4.2.3　应建立与相关科室的联系制度。

4.2.3.1　主动了解各科室专业特点、常见的医院感染及原因、掌握专用器械、用品的结构、材质特点和处理要点。

4.2.3.2　对科室关于灭菌物品的意见有调查、有反馈，落实持续改进，并有记录。

5. 基本原则

5.1　CSSD 的清洗消毒及监测工作应符合 WS 310.2 和 WS 310.3 的规定。

5.2　诊疗器械、器具和物品的再处理应符合使用后及时清洗、消毒、灭菌的程序，并符合以下要求。

a) 进入人体无菌组织、器官、腔隙，或接触人体破损的皮肤、黏膜、组织的诊疗器械、器具和物品应进行灭菌。

b）接触皮肤、黏膜的诊疗器械、器具和物品应进行消毒。

c）被朊毒体、气性坏疽及突发原因不明的传染病病原体污染的诊疗器械、器具和物品，应执行 WS 310.2 中规定的处理流程。

6. 人员要求

6.1　医院应根据 CSSD 的工作量及各岗位需求，科学、合理配置具有执业资格的护士、消毒员和其他工作人员。

6.2　CSSD 的工作人员应当接受与其岗位职责相应的岗位培训，正确掌握以下知识与技能。

a）各类诊疗器械、器具和物品的清洗、消毒、灭菌的知识与技能。

b）相关清洗、消毒、灭菌设备的操作规程。

c）职业安全防护原则和方法。

d）医院感染预防与控制的相关知识。

6.3　应建立 CSSD 工作人员的继续教育制度，根据专业进展，开展培训，更新知识。

7. 建筑要求

7.1　基本原则

医院 CSSD 的新建、扩建和改建，应遵循医院感染预防与控制的原则，遵守国家法律法规对医院建筑和职业防护的相关要求，进行充分论证。

7.2　基本要求

7.2.1　CSSD 宜接近手术室、产房和临床科室，或与手术室有物品直接传递专用通道，不宜建在地下室或半地下室。

7.2.2　周围环境应清洁、无污染源，区域相对独立；内部通风、采光良好。

7.2.3　建筑面积应符合医院建设方面的有关规定，并兼顾未来发展规划的需要。

7.2.4　建筑布局应分为辅助区域和工作区域。

7.2.4.1　辅助区域包括工作人员更衣室、值班室、办公室、休息室、卫生间等。工作区域包括去污区、检查、包装及灭菌区（含独立的敷料制备或包装间）和无菌物品存放区。

7.2.4.2　工作区域划分应遵循的基本原则如下。

a）物品由污到洁，不交叉、不逆流。

b）空气流向由洁到污；去污区保持相对负压，检查、包装及灭菌区保持相对正压。

7.2.4.3　工作区域温度、相对湿度、机械通风的换气次数宜符合表 1 的要求；照明宜符合表 2 的要求。

表1 工作区域温度、相对湿度及机械通风换气次数要求

工作区域	温度/℃	相对湿度/(%)	换气次数/(次/h)
去污区	16～21	30～60	10
检查、包装及灭菌区	20～23	30～60	10
无菌物品存放区	低于24	低于70	4～10

表2 工作区域照明要求

工作面/功能	最低照度/(lux)	平均照度/(lux)	最高照度/(lux)
普通检查	500	750	1000
精细检查	1000	1500	2000
清洗池	500	750	1000
普通工作区域	200	300	500
无菌物品存放区域	200	300	500

7.2.4.4 工作区域设计与材料要求，应符合以下要求。

a) 去污区、检查、包装及灭菌区和无菌物品存放区之间应设实际屏障。

b) 去污区与检查、包装及灭菌区之间应设洁、污物品传递通道；并分别设人员出入缓冲间(带)。

c) 缓冲间(带)应设洗手设施，采用非手触式水龙头开关。无菌物品存放区内不应设洗手池。

d) 检查、包装及灭菌区的专用洁具间应采用封闭式设计。

e) 工作区域的天花板、墙壁应无裂隙，不落尘，便于清洗和消毒；地面与墙面踢脚及所有阴角均应为弧形设计；电源插座应采用防水安全型；地面应防滑、易清洗、耐腐蚀；地漏应采用防返溢式；污水应集中至医院污水处理系统。

8. 设备、设施

8.1 清洗消毒设备及设施医院应根据CSSD的规模、任务及工作量，合理配置清洗消毒设备及配套设施。设施应符合国家相关标准或规定。

8.1.1 应配有污物回收器具、分类台、手工清洗池、压力水枪、压力气枪、超声清洗装置、干燥设备及相应清洗用品等。

8.1.2 宜配备机械清洗消毒设备。

8.2 检查、包装设备：应配有带光源放大镜的器械检查台、包装台、器械柜、敷料柜、包装材料切割机、医用热封机及清洁物品装载设备等。

8.3 灭菌设备及设施：应配有压力蒸汽灭菌器，无菌物品装、卸载设备等。根据需要配备灭菌蒸汽发生器、干热灭菌和低温灭菌装置。各类灭菌设备应符合国家相关标准，并设有配套的辅助设备。

8.4　储存、发放设施:应配备无菌物品存放设施及运送器具等。

8.5　防护用品

8.5.1　根据工作岗位的不同需要,应配备相应的个人防护用品,包括圆帽、口罩、隔离衣或防水围裙、手套、专用鞋、护目镜、面罩等。

8.5.2　去污区应配置洗眼装置。

9. 耗材要求

9.1　清洁剂:应符合国家相关标准和规定。根据器械的材质、污染物种类,选择适宜的清洁剂。

9.1.1　碱性清洁剂:pH 值≥7.5,应对各种有机物有较好的去除作用,对金属腐蚀性小,不会加快返锈的现象。

9.1.2　中性清洁剂:pH 值 6.5～7.5,对金属无腐蚀。

9.1.3　酸性清洁剂:pH 值≤6.5,对无机固体粒子有较好的溶解去除作用,对金属物品的腐蚀性小。

9.1.4　酶清洁剂:含酶的清洁剂,有较强的去污能力,能快速分解蛋白质等多种有机污染物。

9.2　消毒剂:应选择取得卫生部颁发卫生许可批件的安全、低毒、高效的消毒剂。

9.3　洗涤用水:应有冷热自来水、软水、纯化水或蒸馏水供应。自来水水质应符合 GB 5749 的规定;纯化水应符合电导率≤15 μS/cm(25 ℃)。

9.4　灭菌蒸汽用水应为软水或纯化水。

9.5　润滑剂:应为水溶性,与人体组织有较好的相容性。不破坏金属材料的透气性、机械性及其他性能。

9.6　包装材料:包括硬质容器、一次性医用皱纹纸、纸塑袋、纸袋、纺织品、无纺布等应符合 GB/T 19633 的要求。纺织品还应符合以下要求:为非漂白织物;包布除四边外不应有缝线,不应缝补;初次使用前应高温洗涤,脱脂去浆、去色;应有使用次数的记录。

9.7　消毒灭菌监测材料:应有卫生部消毒产品卫生许可批件,在有效期内使用。自制测试标准包应符合《消毒技术规范》有关要求。

10. 相关部门管理职责与要求

10.1　护理管理部门、医院感染管理部门、人事管理部门、设备及后勤管理等部门,应在各自职权范围内,对 CSSD 的管理履行以下职责。

a) 根据工作量合理调配 CSSD 的工作人员。

b) 落实岗位培训制度;将消毒供应专业知识和相关医院感染预防与控制知识纳入 CSSD 人员的继续教育计划,并为其学习、交流创造条件。

c) 对 CSSD 清洗、消毒、灭菌工作和质量监测进行指导和监督,定期进行检查与评价。

d) 发生可疑医疗器械所致的医源性感染时,组织、协调 CSSD 和相关部门进行调查分析,提出改进措施。

e) 对 CSSD 新建、改建与扩建的设计方案进行卫生学审议;对清洗、消毒与灭菌设备的配置与质量指标提出意见。

f) 负责设备购置的审核(合格证、技术参数);建立对厂家设备安装、检修的质量审核、验收制度;专人负责 CSSD 设备的维护和定期检修,并建立设备档案。

g) 保证 CSSD 的水、电、压缩空气及蒸汽的供给和质量,定期进行设施、管道的维护和检修。

h) 定期对 CSSD 所使用的各类数字仪表如压力表、温度表等进行校验,并记录备查。

10.2 物资供应、教育及科研等其他部门,应在 CSSD 主管院长或职能部门的协调下履行相关职责,保障 CSSD 的工作需要。

附录 7　多重耐药菌医院感染预防与控制技术指南(试行)

多重耐药菌(Multidrug-Resistant Organism,MDRO),主要是指对临床使用的三类或三类以上抗菌药物同时呈现耐药的细菌。常见多重耐药菌包括耐甲氧西林金黄色葡萄球菌(MRSA)、耐万古霉素肠球菌(VRE)、产超广谱β-内酰胺酶(ESBLs)细菌、耐碳青霉烯类抗菌药物肠杆菌科细菌(CRE)(如产Ⅰ型新德里金属β-内酰胺酶[NDM-1]或产碳青霉烯酶[KPC]的肠杆菌科细菌)、耐碳青霉烯类抗菌药物鲍曼不动杆菌(CR-AB)、多重耐药/泛耐药铜绿假单胞菌(MDR/PDR-PA)和多重耐药结核分枝杆菌等。

由多重耐药菌引起的感染呈现复杂性、难治性等特点,主要感染类型包括泌尿道感染、外科手术部位感染、医院获得性肺炎、导管相关血流感染等。近年来,多重耐药菌已经成为医院感染重要的病原菌。为进一步加强多重耐药菌医院感染预防与控制,指导各级各类医疗机构做好多重耐药菌医院感染预防与控制工作,降低发生医院感染的风险,保障医疗质量和医疗安全,根据《医院感染管理办法》及有关规定,特制定本技术指南。

一、加强多重耐药菌医院感染管理

(一) 重视多重耐药菌医院感染管理。医疗机构应当高度重视多重耐药菌医院感染的预防和控制,针对多重耐药菌医院感染的诊断、监测、预防和控制等各个环节,结合本机构实际工作,制订并落实多重耐药菌感染管理的规章制度和防控措施。

(二) 加强重点环节管理。医疗机构要采取有效措施,预防和控制多重耐药菌的医院感染。特别要加大对重症监护病房(ICU)、新生儿室、血液科病房、呼吸科病房、神经科病房、烧伤病房等重点部门以及长期收治在ICU的患者,或接受过广谱抗菌药物治疗或抗菌药物治疗效果不佳的患者,留置各种管道以及合并慢性基础疾病的患者等重点人群的管理力度,落实各项防控措施。

(三) 加大人员培训力度。医疗机构要加强对医务人员医院感染预防与控制知识的教育和培训。提高医务人员对多重耐药菌医院感染预防与控制认识,强化多重耐药菌感染危险因素、流行病学以及预防与控制措施等知识培训,确保医务人员掌握正确、有效的多重耐药菌感染预防和控制措施。

二、强化预防与控制措施

（一）加强医务人员手卫生。严格执行《医务人员手卫生规范》(WS/T 313—2009)。医疗机构应当提供有效、便捷的手卫生设施，特别是在 ICU、新生儿室、血液科病房、呼吸科病房、神经科病房、烧伤病房等多重耐药菌医院感染重点部门，应当配备充足的洗手设施和速干手消毒剂，提高医务人员手卫生依从性。医务人员在直接接触患者前后、进行无菌技术操作和侵入性操作前，接触患者使用的物品或处理其分泌物、排泄物后，必须洗手或使用速干手消毒剂进行手消毒。

（二）严格实施隔离措施。医疗机构应当对所有患者实施标准预防措施，对确定或高度疑似多重耐药菌感染患者或定植患者，应当在标准预防的基础上，实施接触隔离措施，预防多重耐药菌传播。

1. 尽量选择单间隔离，也可以将同类多重耐药菌感染患者或定植患者安置在同一房间。隔离房间应当有隔离标识。不宜将多重耐药菌感染或者定植患者与留置各种管道、有开放伤口或者免疫功能低下的患者安置在同一房间。多重耐药菌感染或者定植患者转诊之前应当通知接诊的科室，采取相应隔离措施。没有条件实施单间隔离时，应当进行床旁隔离。

2. 与患者直接接触的相关医疗器械、器具及物品如听诊器、血压计、体温表、输液架等要专人专用，并及时消毒处理。轮椅、担架、床旁心电图机等不能专人专用的医疗器械、器具及物品要在每次使用后擦拭消毒。

3. 医务人员对患者实施诊疗护理操作时，应当将高度疑似或确诊多重耐药菌感染患者或定植患者安排在最后进行。接触多重耐药菌感染患者或定植患者的伤口、溃烂面、黏膜、血液、体液、引流液、分泌物、排泄物时，应当戴手套，必要时穿隔离衣，完成诊疗护理操作后，要及时脱去手套和隔离衣，并进行手卫生。

（三）遵守无菌技术操作规程。医务人员应当严格遵守无菌技术操作规程，特别是在实施各种侵入性操作时，应当严格执行无菌技术操作和标准操作规程，避免污染，有效预防多重耐药菌感染。

（四）加强清洁和消毒工作。医疗机构要加强多重耐药菌感染患者或定植患者诊疗环境的清洁、消毒工作，特别要做好 ICU 、新生儿室、血液科病房、呼吸科病房、神经科病房、烧伤病房等重点部门物体表面的清洁、消毒。要使用专用的抹布等物品进行清洁和消毒。对医务人员和患者频繁接触的物体表面(如心电监护仪、微量输液泵、呼吸机等医疗器械的面板或旋钮表面、听诊器、计算机键盘和鼠标、电话机、患者床栏杆和床头桌、门把手、水龙头开关等)，采用适宜的消毒剂进行擦拭、消毒。被患者血液、体液污染时应当立即消毒。出现多重耐药菌感染暴发或者疑似暴发时，应当增加清洁、消毒频次。在多重耐药菌感染患者或定植患者诊疗过程中产生的医疗废物，应当按照医疗废物有关规定进行处置和管理。

三、合理使用抗菌药物

医疗机构应当认真落实抗菌药物临床合理使用的有关规定，严格执行抗菌药物临床使用的基本原则，切实落实抗菌药物的分级管理，正确、合理地实施个体化抗菌药物给药方案，根据临床微生物检测结果，合理选择抗菌药物，严格执行围术期抗菌药物预防性使用的相关规定，避免因抗菌药物使用不当导致细菌耐药的发生。

医疗机构要建立和完善临床抗菌药物处方审核制度，定期向临床医师提供最新的抗菌药物敏感性总结报告和趋势分析，正确指导临床合理使用抗菌药物，提高抗菌药物处方水平。

四、建立和完善对多重耐药菌的监测

（一）加强多重耐药菌监测工作。医疗机构应当重视医院感染管理部门的建设，积极开展常见多重耐药菌的监测。对多重耐药菌感染患者或定植高危患者要进行监测，及时采集有关标本送检，必要时开展主动筛查，以及时发现、早期诊断多重耐药菌感染患者和定植患者。

（二）提高临床微生物实验室的检测能力。医疗机构应当加强临床微生物实验室的能力建设，提高其对多重耐药菌检测及抗菌药物敏感性、耐药模式的监测水平。临床微生物实验室发现多重耐药菌感染患者和定植患者后，应当及时反馈医院感染管理部门以及相关临床科室，以便采取有效的治疗和感染控制措施。患者隔离期间要定期监测多重耐药菌感染情况，直至临床感染症状好转或治愈方可解除隔离。

临床微生物实验室应当至少每半年向全院公布一次临床常见分离细菌菌株及其药敏情况，包括全院和重点部门多重耐药菌的检出变化情况和感染趋势等。

附录 8　抗菌药物临床应用管理办法(征求意见稿)

第一章　总　则

第一条　为加强医疗机构抗菌药物临床应用管理，规范抗菌药物临床应用行为，控制细菌耐药，保障医疗质量和医疗安全，根据《中华人民共和国药品管理法》、《中华人民共和国执业医师法》、《医疗机构管理条例》和《处方管理办法》等法律、法规和规章，制定本办法。

第二条　本办法所指抗菌药物，主要包括治疗细菌、支原体、衣原体、立克次体、螺旋体、真菌等病原微生物所致感染性疾病的药物，不包括各种病毒感染性疾病和寄生虫病的治疗药物。

抗菌药物临床应用管理是指以促进抗菌药物安全、有效、经济适用为目的，对医疗机构抗菌药物的采购供应、处方开具、药品调剂、临床应用和监测等全过程所开展的各种监督管理、教育培训、技术支持与持续改进工作。

第三条　抗菌药物临床应用应当遵循安全、有效、经济的原则。

第四条　国家建立抗菌药物临床应用管理制度，对临床应用的抗菌药物实行分级管理。

第五条　卫生部、国家中医药管理局负责全国医疗机构抗菌药物管理工作的监督管理。县级以上地方卫生行政部门、中医药行政部门负责本行政区域内医疗机构抗菌药物管理工作的监督管理。

第六条　本办法适用于全国各级各类医疗机构抗菌药物临床应用管理工作。

第七条　医疗机构应依据有关法律、法规、规章的相关规定制定本机构抗菌药物临床应用管理办法和实施细则、建立抗菌药物临床应用评估与持续改进制度。

第二章　组织机构和职责

第八条　医疗机构负责人是本机构抗菌药物临床应用管理的第一责任人。

第九条　二级以上医院应当在药事管理与药物治疗学委员会下设立抗菌药物管理工作组，由医务、药学、感染性疾病、临床微生物、护理、医院感染管理等部门负责人和具有高级专业技术职务任职资格的人员组成。其他医疗机构设立抗菌药物管理工作小组或指定专职技术人员，负责具体管理工作。

第十条　医疗机构应当建立、健全抗菌药物管理相应工作制度和监督管理机制，日常工作由医务部门负责。

第十一条　医疗机构抗菌药物管理工作组的职责：

(一) 贯彻执行医疗机构药事管理和抗菌药物使用管理相关的法律、法规、规章。制定本机构抗菌药物管理制度,并监督实施;

(二) 制订本机构抗菌药物供应目录,推动抗菌药物临床应用相关技术性文件的制定与实施;

(三) 对本机构抗菌药物临床应用与细菌耐药情况进行监测,定期分析、评估监测数据并发布相关信息,提出干预和改进措施;

(四) 对医务人员进行有关抗菌药物管理法律、法规、规章制度和技术规范的教育培训,组织合理使用抗菌药物知识的公众宣传教育工作。

第十二条　二级及以上医院应当设置感染性疾病科,配备相应数量的专业技术人员,负责对本机构各临床科室抗菌药物临床应用工作进行技术指导,参与本机构抗菌药物临床应用管理工作。

二级及以上医院应当配备抗感染专业临床药师,参与本机构抗菌药物临床应用工作,对抗菌药物临床应用提供技术支持,指导患者合理使用抗菌药物。

二级及以上医院应当建立临床微生物室,开展微生物培养、分离、鉴定和药物敏感试验等工作,为病原学诊断提供技术支持;负责本机构常见致病菌分布和耐药监测工作,参与本机构抗菌药物临床应用管理工作。

第十三条　各级卫生行政部门和医疗机构应当重视抗菌药物临床应用相关学科的建设,建立专业人才培养和考核制度,充分发挥相关专业技术人员在抗菌药物临床应用管理工作中的作用。

第三章　抗菌药物临床应用管理

第十四条　医疗机构应当严格执行《处方管理办法》、《医疗机构药事管理规定》、《抗菌药物临床应用指导原则》、《中国国家处方集》临床诊疗指南、临床路径等规章、规范性文件与技术规范,加强对抗菌药物遴选、采购、处方、调剂、临床应用和药物评价的管理。

第十五条　医疗机构临床使用的抗菌药物应当由药学部门统一采购供应,其他科室或者部门不得从事抗菌药物的采购、调剂活动,不得在临床使用非药学部门采购供应的抗菌药物。

第十六条　医疗机构应当按照经药品监督管理部门批准并公布的药品通用名称购进药品。优先选用《国家处方集》、《国家基本药物目录》和《国家基本医疗保险、工伤保险和生育保险药品目录》收录的抗菌药物品种。三级医院抗菌药物品种不得超过 50 种;二级医院不得超过 35 种,同一通用名称药品的品种,注射剂型和口服剂型各不得超过 2 种,处方组成类同的复方制剂 1～2 种。具有相似或相同药学特征的药品不得重复采购。

其中,三代及四代头孢菌素(含复方制剂)类抗菌药物口服剂型不得超过 3 个品规,注射剂型不得超过 8 个品规;碳青霉烯类抗菌药物注射剂型不得超过 2 个品规;

氟喹诺酮类抗菌药物口服剂型和注射剂型各不得超过4个品规；深部抗真菌类抗菌药物不得超过5个品规。

第十七条 医疗机构应当建立抗菌药物遴选和定期评估制度。

医疗机构新引进抗菌药物品种，需由临床科室提交申请报告，经药学部门提出同意遴选意见后，报抗菌药物管理工作组审议。抗菌药物管理工作组70%以上成员审议同意后，提交药事管理与药物治疗学委员会审核。经药事管理与药物治疗学委员会2/3以上委员审核同意方可列入采购供应目录。

对存在安全隐患、疗效不确定、耐药严重、性价比差或者发现违规促销使用等情况的抗菌药物品种，临床科室、药学部门、抗菌药物管理工作组或药事管理与药物治疗学委员会成员均可以提出清退或者更换意见。清退或者更换意见获得抗菌药物管理组50%以上成员同意后执行，并报药事管理与药物治疗学委员会备案。清退或者更换的抗菌药物品种原则上6个月内不得重新进入本机构药物采购供应目录。

第十八条 因特殊感染患者治疗需求，又未列入本机构药品处方集和基本药品供应目录的抗菌药物，可以启动临时采购程序。临时采购应当由临床科室提交申请报告，说明申请购入药品名、规格、剂型、数量和使用理由。经抗菌药物管理工作组审核同意后由药学部门一次性购入使用。

医疗机构应当严格控制申请临时采购抗菌药物的品种和数量，对同一临床科室在1个月内连续2次以上申请临时采购同一品种抗菌药物时，抗菌药物管理工作组应当进行调查，决定是否同意继续临时采购或者列入常规药品采购程序。

第十九条 医疗机构应当实施抗菌药物分级管理制度。抗菌药物分为非限制使用、限制使用与特殊使用三级。

（一）非限制使用级抗菌药物。经临床长期应用证明安全、有效，对细菌耐药性影响较小，价格相对较低的抗菌药物。

（二）限制使用级抗菌药物。与非限制使用级抗菌药物相比较，该类药物在疗效、安全性、对细菌耐药性影响、药品价格等某方面存在局限性，不宜作为非限制级药物使用。

（三）特殊使用级抗菌药物。具有明显或严重不良反应，不宜随意使用的抗菌药物；需要加以保护以免细菌过快产生耐药而导致严重后果的抗菌药物；新上市不足五年的抗菌药物，其疗效或安全性任何一方面的临床资料尚较少，或并不优于现用药物的；药品价格昂贵的抗菌药物。

抗菌药物分级管理目录由卫生部另行制定。医疗机构可以调高抗菌药物的管理级别，但不得降低其管理级别。

第二十条 预防感染、治疗轻度或局部感染应首先选用非限制使用类抗菌药物；严重感染、免疫功能低下者合并感染或病原菌只对限制使用类抗菌药物敏感时，可选用限制使用抗菌药物；特殊使用类抗菌药物的选用应从严控制。

第二十一条　二级以上医院应当对本机构执业医师和药师进行抗菌药物使用知识和规范化管理的培训。执业医师经考核合格后取得抗菌药物处方权，药师经考核合格后取得抗菌药物调剂资格。

其他医疗机构执业医师、药师由设区的市级卫生行政部门组织相关培训、考核，经考核合格的，授予抗菌药物处方权或调剂资格。

第二十二条　抗菌药物使用知识和规范化管理培训和考核内容应至少包括：

（一）《药品管理法》、《执业医师法》、《抗菌药物临床应用管理办法》、《处方管理办法》、《医疗机构药事管理规定》、《中国国家处方集》等相关法律、法规、规章和规范性文件；

（二）抗菌药物临床使用及管理制度；

（三）抗菌药物临床应用指导原则；

（四）细菌耐药与抗菌药物相互作用；

（五）抗菌药物不良反应的防治。

第二十三条　中级及以上专业技术职务任职资格的医师，经培训并考核合格后，方可授予限制使用级抗菌药物处方权。

第二十四条　临床使用特殊使用级抗菌药物，应当严格掌握用药指征。临床使用特殊使用级抗菌药物应当经抗菌药物管理工作组认定的会诊人员会诊同意后，由经培训并考核合格的，具有高级专业技术职务任职资格的医师开具。门诊处方不得开具特殊使用级抗菌药物。

特殊使用级抗菌药物会诊人员由具有丰富抗菌药物临床应用经验的感染性疾病科、呼吸科等副高级及以上技术职务任职资格的医师和抗感染专业临床药师担任，资格由抗菌药物管理组负责认定。

第二十五条　紧急情况下，医师可以越级使用抗菌药物，但仅限于 1 天用量。

第二十六条　医疗机构应当严格控制门诊患者静脉输注使用抗菌药物的比例。

第二十七条　卫生部建立全国抗菌药物临床应用监测网和全国细菌耐药监测网，对全国抗菌药物临床应用和细菌耐药情况进行监测，开展抗菌药物临床应用质量管理与控制工作。

各省级卫生行政部门应当建立省级抗菌药物临床应用监测网和细菌耐药监测网，对本辖区医疗机构抗菌药物临床应用和细菌耐药情况进行监测，开展抗菌药物临床应用质量管理与控制工作。

第二十八条　各医疗机构应当开展抗菌药物临床应用监测，分析本机构及临床各专业科室抗菌药物使用情况，评估抗菌药物使用适宜性。对本机构抗菌药物使用的趋势进行分析研究，对抗菌药物不合理使用现象应当及时采取有效的干预措施。

医疗机构住院患者抗菌药物使用率不得超过 50%；清洁手术预防使用抗菌药物百分率不超过 30%，外科手术预防使用抗菌药物应在术前三十分钟至两小时内给药,清洁手术用药时间不应超过 24 小时。门诊抗菌药物处方比例不得超过 15%。

第二十九条　二级以上医院应当开展细菌耐药监测工作,定期发布细菌耐药信息,建立细菌耐药预警机制,针对不同的细菌耐药水平,采取不同应对措施。对接受抗菌药物治疗的患者中,微生物检验样本送检率不得低于 30%。

(一) 对主要目标细菌耐药率超过 30%的抗菌药物,应及时将预警信息通报本机构医务人员。

(二) 对主要目标细菌耐药率超过 40%的抗菌药物,应慎重经验用药。

(三) 对主要目标细菌耐药率超过 50%的抗菌药物,应参照药敏试验结果选用。

(四) 对主要目标细菌耐药率超过 75%的抗菌药物,应暂停该类抗菌药物的临床应用,根据追踪细菌耐药监测结果,再决定是否恢复其临床应用。

第三十条　医疗机构应积极利用电子病历和医院信息系统等信息化管理手段促进抗菌药物合理使用。实施特殊使用级抗菌药物在线申请、处方或医嘱在线审核监测、计算机抗菌药物用药医嘱自动停止时限控制系统等。

第四章　监督管理

第三十一条　县级以上卫生、中医药行政部门应当定期对本行政区域内医疗机构抗菌药物临床应用与管理情况进行监督检查。

第三十二条　卫生、中医药行政部门的工作人员依法对医疗机构抗菌药物临床应用与管理情况进行监督检查时,应当出示证件;被检查的医疗机构应当予以配合,如实反映情况,提供必要的资料,不得拒绝、阻碍、隐瞒。

第三十三条　建立抗菌药物临床应用逐级排序、公示和诫勉谈话制度。卫生部、省级卫生行政部门和医疗机构分别对各省(自治区、直辖市)、医疗机构和医务人员抗菌药物使用量、使用率和使用强度等情况进行排序,并按照排序结果分别召集排名靠前的省级卫生行政部门负责人、医疗机构负责人和医师进行诫勉谈话,对排名情况和相关数据进行公示。

第三十四条　医疗机构有下列情形之一的,由县级以上卫生、中医药行政部门责令其限期改正:

(一) 未建立抗菌药物管理组织机构和相应的规章制度,医疗机构抗菌药物临床应用管理混乱的;

(二) 未按照本办法规定执行抗菌药物分级管理、医师开具抗菌药物处方权限规定、未培养配备相关专业技术人员,或者未发挥相关专业技术人员作用的;

(三) 将抗菌药物购销、临床使用与个人或者科室经济利益或者奖金分配挂钩的,或者在抗菌药物购销、使用中牟取不正当利益的;

(四) 违反本办法相关条款规定造成严重后果的。

第三十五条　医疗机构应当组织药学等相关专业技术人员对抗菌药物处方、医嘱实施专项点评，并将点评结果作为科室和医务人员绩效考核依据。

第三十六条　医疗机构应当对出现抗菌药物超常处方3次以上且无正当理由的医师提出警告，限制其特殊使用级和限制使用级抗菌药物处方权；限制处方权后，仍连续出现2次以上超常处方且无正当理由的，取消其抗菌药物处方权。

第三十七条　医师出现下列情形之一的，医疗机构应当取消其抗菌药物处方权：

(一) 抗菌药物培训考核不合格；

(二) 不按照规定开具处方，造成严重后果的；

(三) 不按照规定使用药品，造成严重后果的；

(四) 因开具抗菌药物处方牟取私利的。

第三十八条　药师未按照规定审核抗菌药物处方与医嘱，或发现处方不适宜、超常处方未进行药学干预的，3次以上且无正当理由的，取消其抗菌药物调剂资格。

第三十九条　医疗机构应当对以下抗菌药物临床使用异常情况开展调查，并根据不同情况作出处理：

(一) 使用量异常增长的抗菌药物；

(二) 半年来使用量排名，始终居于本机构异常前列的抗菌药物；

(三) 临床经常超适应证、超剂量使用的抗菌药物；

(四) 企业违规销售的抗菌药物；

(五) 药物严重不良反应频繁发生的抗菌药物。

第四十条　医疗机构应当加强对抗菌药物生产、经营企业在医疗机构促销活动的监管，制定在本机构促销抗菌药物相关管理规定，规范促销活动。对违规促销的抗菌药物和企业，应当及时采取警告、暂停进药、清退等措施。

第五章　法律责任

第四十一条　医疗机构有下列情形之一的，由县级以上卫生、中医药行政部门按照《医疗机构管理条例》第四十八条的规定，责令限期改正，并可处以5000元以下罚款；情节严重的，吊销其《医疗机构执业许可证》：

(一) 使用未取得抗菌药物处方权的人员、已被取消抗菌药物处方权的医师开具抗菌药物处方的；

(二) 违反《中华人民共和国药品管理法》第三十四条的规定，从未经国家相关部门批准的生产、经营企业购入使用抗菌药物的；

(三) 违反《中华人民共和国药品管理法》第十四条和第二十三的规定，非药学部门从事抗菌药物购销、制剂和处方调剂活动的；

(四) 违反《中华人民共和国药品管理法》第二十七条的规定，未对抗菌药物处方组织实施适宜性审核，给患者造成严重损害的。

第四十二条　医师出现以下情形之一的，由县级以上卫生、中医药行政部门按照《执业医师法》第三十七条的规定给予警告或者责令暂定六个月以上一年以下执业活

动;情节严重的,吊销其执业证书,构成犯罪的,依法追究刑事责任:

(一)未取得抗菌药物处方权或者被取消抗菌药物处方权后仍开具抗菌药品处方的;

(二)未按本办法相关规定开具抗菌药物处方,造成严重后果的;

(三)使用未经批准使用的抗菌药物的;

(四)索取、非法收受药品生产、经营企业财物或者通过开具抗菌药物牟取其他不正当利益的;

(五)违反本办法其他规定的。

第四十三条 药师出现以下情形之一的,由县级以上卫生、中医药行政部门按照《中华人民共和国药品管理法》有关规定,给予警告或者责令暂定六个月以上一年以下医院药学工作;情节严重的,依法给予降级、撤职、开除处分,构成犯罪的,依法追究刑事责任:

(一)违反《中华人民共和国药品管理法》第二十六条、第三十四条的规定,违法购入未经批准使用的抗菌药物的;

(二)违反《中华人民共和国药品管理法》第二十七条的规定,未调剂审核处方,造成患者严重损害的;

(三)未按本办法关于限制抗菌药物品种、规格的规定,私自增加抗菌药物品种和规格的;

(四)违反《中华人民共和国药品管理法》第九十条的规定,在药品购销、临床使用中牟取不正当利益的;

(五)违反本办法其他规定的。

第四十四条 县级以上卫生、中医药行政部门未按照本办法规定履行监管职责的,由上级卫生行政部门责令改正。

第六章 附 则

第四十五条 本办法所称医疗机构,是指按照《医疗机构管理条例》批准登记的从事疾病诊断、治疗活动的医院、社区卫生服务中心(站)、妇幼保健院、卫生院、疗养院、门诊部、诊所、卫生室(所)、急救中心(站)、专科疾病防治院(所、站)以及护理院(站)等医疗机构。

第四十六条 本办法自 2011 年 7 月 1 日起施行。

参 考 文 献

[1] 倪宗瓒. 医学统计学[M]. 北京:高等教育出版社,2003.

[2] Hitt CM,Nightingale CH,Quintiliani R,et al. Streamlining antimicrobial therapy for lower respiratory tract infections[J]. Clinical Infectious Diseases,1997,24(suppl 2):S231-S237.

[3] Wilson R,Langan C,Ball P,et al. Oral gemifloxacin once daily for 5 days compared with sequential therapy with i. v. ceftriaxone/oral cefuroxime (maximum of 10 days) in the treatment of hospitalized patients with acute exacerbations of chronic bronchitis[J]. Respiratory Medicine,2003,97(3):242-249.

[4] 戴自英. 实用抗菌药物学[M]. 2 版. 上海:上海科学技术出版社,1998.

[5] 李光辉. 预防细菌耐药性的 12 项措施[J]. 华中医学杂志,2004,28(2):127-129.

[6] 李庆华,肖建军. 呼吸机临床应用问答[M]. 北京:人民军医出版社,2005.

[7] 中华人民共和国卫生部. 中华人民共和国传染病防治法及其实施办法条文释义[M]. 2 版. 北京:法律出版社,2003.

[8] 王羽. 医院感染管理办法释义及适用指南[M]. 北京:中国法制出版社,2006.

[9] 全国卫生专业技术考试专家委员会. 预防医学[M]. 北京:人民卫生出版社,2007.

[10] 王建华. 流行病学[M]. 6 版. 北京:人民卫生出版社,2004.

[11] 胡必杰,王金良,倪语星,等. 下呼吸道感染实验诊断规范[M]. 上海:上海科学技术出版社,2006.

[12] 叶应妩,王毓三,申子瑜. 全国临床检验操作规程[M]. 3 版. 南京:东南大学出版社,2006.

[13] 刘又宁. 临床医生应如何看待病原微生物的培养与药敏测定[J]. 继续医学教育,2006,20(2):11-12.

[14] 宋钢兵. 医院感染学知识问答 1200 问[M]. 北京:军事科学技术出版社,2007.

[15] 申正义,田德英. 医院感染病学[M]. 北京:中国医药科技出版社,2007.

[16] 刘海元,向阳,边旭明. HIV 母婴垂直传播及预防[J]. 世界医学杂志,2001;5(12):60-61.

[17] 徐秀华. 临床医院感染学[M]. 修订版. 长沙:湖南科学技术出版社,2005.

[18] 任南. 实用医院感染监测方法与技术[M]. 长沙:湖南科学技术出版社,2007.

[19] 胡必杰,郭燕红,刘荣辉,等. 中国医院感染规范化管理 SIFIC 常见问题释疑[M]. 上海:上海科学技术出版社,2009.

[20] 王虹,王彤. 临床抗菌药物合理使用提要[M]. 江苏:江苏科学技术出版社,2009.